好的营养，好的免疫力

How can you promote
your own immune power
with diet and nutrients?

[英]**帕特里克·霍尔福德**
（Patrick Holford） 著

王茜 译

U0247160

浙江科学技术出版社

图书在版编目（CIP）数据

好的营养,好的免疫力 /（英）帕特里克·霍尔福德(Patrick Holford)著；王茜译. — 杭州：浙江科学技术出版社，2021.9

ISBN 978-7-5341-9641-6

Ⅰ.①好… Ⅱ.①帕…②王… Ⅲ.①营养学 Ⅳ.①R151

中国版本图书馆CIP数据核字（2021）第113556号

著作权合同登记号 图字:11-2020-436

书　　名	好的营养，好的免疫力	
著　　者	［英］帕特里克·霍尔福德(Patrick Holford)	
译　　者	王　茜	

出版发行 浙江科学技术出版社

地址:杭州市体育场路347号　邮政编码:310006

办公室电话:0571-85176593

销售部电话:0571-85062597

网址:www.zkpress.com

E-mail:zkpress@zkpress.com

排　　版 杭州兴邦电子印务有限公司

印　　刷 浙江新华数码印务有限公司

开　　本	880×1230　1/32		印　张	6
字　　数	122 000			
版　　次	2021年9月第1版		印　次	2021年9月第1次印刷
书　　号	ISBN 978-7-5341-9641-6		定　价	58.00元

责任编辑	王巧玲　刘　雪		**责任校对**	张　宁
责任美编	金　晖		**责任印务**	田　文

重要声明 >>

　　本书不能代替医嘱或治疗。需要医学观察的患者请咨询专业医生或治疗专家。本书中的建议仅用于教育和信息普及，而不能作为医嘱。作者以及出版方不对选择自行服药的读者负有任何责任。未经医生指导，请勿擅自更改治疗用药。

缩写和计量指南 >>

1克（g）= 1 000毫克（mg）= 1 000 000微克（μg）。大多数维生素以毫克或微克为计量单位。维生素A、维生素D、维生素E也可以国际单位（international unit，IU）为计量单位，这是为了使这些不同形式的维生素的计量标准化，因为它们的效能各不相同。

以下是常见计量单位的换算方法：

（1）1 μg视黄醇（μg RE）= 3.3 IU维生素A（RE = retinol equivalents，视黄醇当量）

（2）1 IU RE β-胡萝卜素 = 6 μg β-胡萝卜素

（3）1 μg RE β-胡萝卜素 = 2 μg β-胡萝卜素

（4）1 IU β-胡萝卜素 = 0.3 μg RE β-胡萝卜素

（5）100 IU维生素D = 2.5 μg维生素D（用乘以或除以40来转换）

（6）100 IU维生素E = 67 mg维生素E

（7）血液中维生素D（25-羟基维生素D_3）的含量：

30 ng/mL（美国计量标准）= 75 nmol/L（英国计量标准）

因此，可以用乘以或除以2.5来进行美、英计量标准之间的转换。

mM = mmol/L，摩尔浓度，常用于计量某种特定化合物在单位体积中的浓度。

前言 如何战胜感冒和流感 >>

　　在英国，每到冬季及病毒性流行病在全球范围内大暴发时，许多人会死于流感，而更多的人却会存活下来。这是为什么呢？这是因为他们的免疫系统都对入侵的病毒进行了反击。同理，当人们感冒时，有些人仅有持续数天的轻微不适，而有些人则会缠绵病榻好几周。本书并不是要教你如何避免患上感冒或流感，而是要告诉你如何增强免疫系统功能，这样万一不幸染病，你也可以更迅速地恢复健康，少受几天疾病的折磨。

　　先简要介绍一下背景。在20世纪80年代初，我20多岁时接触到了莱纳斯·鲍林博士的研究工作。阿尔伯特·爱因斯坦（Albert Einstein）称他为"一个真正的天才"。莱纳斯·鲍林博士是历史上唯一一位曾两次独获诺贝尔奖的科学家，还被授予了48个荣誉博士学位。他是公认的现代化学之父，可能也是有史以来最伟大的化学家。在65岁时，他接触到了一种简单的化学物质——抗坏血酸①

---

　　① 维生素C有两种形式——抗坏血酸和抗坏血酸盐。维生素C的天然形式是抗坏血酸，这种形式的维生素C是几乎所有动物都可以合成的（少数几种动物除外，包括人）。然而它是酸性的，并且酸性太强以至于无法直接注射入血液，因此静脉注射采用的是碱性形式的维生素C，即抗坏血酸钠。

（ascorbic acid，维生素C的天然形式）。几乎所有的动物都能合成这种化合物，唯独灵长类不能，包括我们人类。他感到十分惊奇，仅仅10 mg（将将一粒谷子的重量）这种简单的化合物，对人类的健康却是如此不可或缺的：它可以预防维生素C缺乏症（坏血病），即使是比10 mg大10 000倍的剂量，也是明显无害的。他注意到，能合成维生素C的动物会大量合成这种化合物，合成量通常是我们摄入量的20多倍，这些动物也很少受到病毒感染或癌症的困扰。他对维生素C在人体健康中所起的作用产生了极大的兴趣，在人生剩余的29年里，他全身心地投入营养学尤其是维生素C相关的工作中，进行了极其透彻、详尽且富有远见的研究。他意识到，许多现今常见的疾病并不是由药物、疫苗匮乏或遗传突变导致的，而是由非最优化的营养造成的。在20世纪80年代，他告诉我："最佳营养是未来的良药，我们等这一天已经等得太久了。"

也正因为如此，我创立了ION，并提供了一套可授予理学学士荣誉学位的营养疗法课程。我们非常荣幸地邀请到莱纳斯·鲍林博士作为我们的赞助人，直到他于1994年去世（享年93岁）。我在1992年最后一次见到并采访他，他非常坚定地对我说："如果你想要探寻事情的真相，那么你必须先理清其中的逻辑。只有逻辑顺了，你才能进行之后的随机双盲对照试验。"我会在第三章中与大家分享我对这位伟大的科学家和人道主义者（他第二次获得的是诺贝尔和平奖）的最后一次采访——维生素C的真相。

1998年，我不再担任ION的首席执行官，而是专注于与公众分享心得体会——我所认识到的曾是或即将成为新医学的基石。从那以后，我总共写了44本书，这些书现在被翻译成了30多种语言出版。我在每本书中都引用了无可辩驳的科学依据，从逻辑和临床真实案例的角度展示了最佳营养的影响力。我的关于如何预防阿尔茨海默病和癌症，逆转关节炎（最近有所更新）、糖尿病、抑郁症和心脏病的书在出版时常常饱受争议，但通常在10多年后，书中的那些核心假设会越来越为人们所接受。我曾因为提出以下观点而被推至风口浪尖，遭受各方的口诛笔伐：糟糕的饮食是导致癌症的主要原因；缺乏 $\omega-3$ 脂肪酸会导致抑郁症；牛奶的摄入与前列腺癌相关；2型糖尿病是可逆的，并且是由高糖饮食造成的；阿尔茨海默病在很大程度上可以通过摄入B族维生素（尤其是维生素 B_{12}）和 $\omega-3$ 脂肪酸来预防；心脏病并不是由饮食中或血液中过量的胆固醇造成的。但是对于经过营养学专业训练的真正医学专家而言，我的书并无争议。这也是我邀请营养学领域权威专家为我所写的书进行审稿和修正的原因，我以此来确保内容真实、准确并贴合实际，没有言过其实。这本书也不例外。

上述有些观点的提出还不足10年，很多观点在未来的数十年间还会受到主流社会的大力抵制。原因很简单，不过是这些观点威胁到了食品和医药巨头因专利药物或疫苗而产生的巨额利润。假如你想一探究竟，那么请紧跟着金钱的流向，你就会明白为什么简单的营养物质比如维生素C可以抵御病毒感染，维生素 B_{12} 可以预防阿尔茨海默病，牛奶会促进激素相关的癌症发生，或高糖饮食会促进糖尿病、心脏病的发生和发展等观点会受到如此强烈的抵制了。营养物质无法受到专利保护，因为是大自然发明了它们。因此，无人可以垄断，也没人可以炒作价格。举个例子，每个人都可以贩卖维生素C。

我并不反对药物或疫苗。我的妻子在2020年就受益于抗生素，得以从脓毒症中康复。我本人也通过服用维生素C在48小时内完全恢复健康。一旦研究证实新型冠状病毒肺炎（COVID-19，新冠肺炎）疫苗是安全、有效的，我也很愿意排队接种，前提是我还没有被感染，体内也还没有形成自我保护的抗体——这是注射疫苗的初衷。

在这本书中，你不仅会看到一系列营养物质——维生素C、维生素D、矿物质（硒和锌）、黑接骨木果（black elderberry）、紫锥菊（echinacea）等是如何增强你对病毒的免疫应答能力的，以及这些现象背后所隐藏的因果逻辑，而且还会看到我向你展示的50余个随机对照试验（我们也称之为RCT），它们的结果进一步支持了应将最佳营养纳入我们抵御病毒感染的武器库中的观点。

在鲍林早年时，这方面的研究还很有限，因此他仔细地设计了自己的随机对照试验。我读过相关文献，无法证伪或推翻它们的逻辑。一旦鲍林认为逻辑清晰，而研究结果也证实了这一点，那么他就确信不疑了。他给我们留下了一笔宝贵的遗产——天才的想法。在40年后，这些想法逐渐为人们所接受，并在营养医学领域的领头人中广为流传，尽管它们仍旧受到一些医学或制药业从业者及利益相关人员的极力压制和抵制。

　　病毒的基本构造大致相同，这一点我会在第一章"从病毒的结构说起"与大家分享。了解这一点后，你会很清楚地知道加大特定营养物质的摄入量是很有道理的。在这个基础之上，我会带大家一同探索为什么那些自身无法合成维生素C的动物更容易患病毒性疾病。之后，我会逐个讨论营养物质，让你了解它们在合适的剂量下会对你造成怎样的影响，以及当你受到病毒感染时或平日里为了增强免疫力时应该如何使用它们。

　　我还会谈及在遇到急性的危及生命的感染时应该做哪些事，以及静脉注射维生素C为什么能拯救那些因感染COVID-19而引发严重急性呼吸道疾病的患者的生命。有几项对照试验正在进行中。第一项是在武汉中南医院进行的，结果显示在重症监护病房（ICU）中接受呼吸机治疗的新冠肺炎患者的死亡率降低了1/3，需要呼吸机辅助呼吸的时间有所减少，此外患者的炎症指标也有显著下降。在上海医学中心的一项开放性试验中，毛（Mao）博士报告接受静脉注射维生素C治疗的前50位患者的症状都有所改善，患者无一死亡。在美国，超过20家医院都报告了类似的结果。来自休斯敦一家医院的法隆（Varon）博士是这样报告的："迄今为止，我们联合纪念医学中心（united memorial medical center）的患者死亡率是0。我知道这一结果好得令人难以置信，但静脉注射维生素C确实是行之有效的。"纽约20余家医院也报告了类似的结果。来自纽约长岛的肺病及重症医学专家安德鲁·韦伯（Andrew Weber）博士代表诺斯维尔医疗系统（Northwell group of hospitals）进行了汇报。"接受维生素C治疗的患者状态要明显好于未接受维生素C治疗的患者，"他说，"维生素C非常有效，但并未得到人们的关注，因为它实在是太平平无奇了。"

从本书中你还将了解到营养物质，例如维生素C，是相当安全、无毒的，即使是极大的剂量，也是无害的。它们符合"首先不伤害患者"的原则。这意味着遵照本书中的建议行事，最糟糕的情况不过是无功无过。因此，最坏的后果可能是金钱上的损失，而最好的结局则可能是挽救了你或你认识的人的生命。

最后，我会就最佳饮食和营养补充，讨论平日里以及受到病毒感染时为增强免疫力而应当采取的策略。

必须要指出的是，每个人的身体状况不同，这些建议"有助于"而不能"替代"你所需要的医学治疗。这是你和你的医生需要关注的。在绝大多数情况下，本书中的建议（如推荐的饮食和营养）可以与药物治疗同时进行，但如果你正在服药或治疗某种疾病，请向你的医生咨询相关事宜。到目前为止，据我所知还没有哪种药物的药性与维生素C相冲突，除了某些化疗药物（维生素C也会增强其他药物的效果）。假如你有严重的肾病，那你可能需要注意一下。但我不是医生，也不是药学专家，因此请你务必向你的医生咨询维生素C或本书中推荐的其他营养物质是否与你正在服用的药物相冲突。

我们现在需要尽快分享这些信息来拯救患者生命，减轻他们的痛苦。请查看www.flufighters.net，你会发现人们在脸书（Facebook）

上自发地汇报他们将本书第三章中的建议付诸实践后的成果。你也可以在我的脸书主页上分享你的成果。

但请辩证地甚至存疑地看待我的建议以及那些试图抹杀这些请求的举动。比方说，2020年2月10日，我第一次在脸书上发表文章，呼吁有关部门进行口服和静脉注射大剂量维生素C的临床试验时，脸书在我的文章上贴上了"虚假信息"的标签。理由是没有证据表明维生素C可以预防或治疗冠状病毒感染——维生素C不能减缓或阻止冠状病毒的传播。我并没有宣称维生素C可以做到这些。那时，我们也不知道维生素C会不会有效果。以上论述同样适用于其他任何药物。只不过当时我言之过早，呼吁进行临床试验的时机还不成熟而已，但我呼吁进行大剂量维生素C的临床试验背后的逻辑是极其清晰、明确的。那时候我还不知道，基于完全相同的逻辑，就在我于脸书发文后的几天里，有3项临床试验宣布即将启动。现在我们都知道了，根据来自中国的初步结果报告，维生素C可以缩短新型冠状病毒感染的持续时间，改善症状，但这一结论要得到完整、确切的证实还必须等到中国和意大利巴勒莫的临床试验结果发表。然而，当上海的理查德·程（Richard Cheng）博士在油管（YouTube）上报告中国一项临床试验的初步结果以及中国一家医院里感染了COVID-19的重症患者在接受静脉注射维生素C治疗后身体出现哪些变化时，影片被禁播了，至今尚未恢复播放。我脸书文章上"虚假信息"的标签也未被移除。这就是你需要自主思考的原因。毕竟，如果你无法自主思考，那谁又能替你思考呢？不要完全相信我，但也不要完全相信这种媒体宣传导向。请亲眼看一看事实依据。每当感冒或流感的早期症状出现时，请亲自去尝试一下本书提供的建议，事实会更加具有说服力。

抛开这些负面新闻，维生素C的销量逐年上升，预计在未来也会持续攀升。原因很简单——人们服用维生素C并看到了实实在在的效果。那些懒得去读芬兰赫尔辛基大学哈利·赫米拉（Harri Hemilä）教授所写的精彩综述（我在第三章中提到的）的记者指出，每天服用维生素C或锌，不会减少你患感冒或流感的次数，只会缩短病程、减轻症状，这不能被称作"治愈"。但等等，假如感染的持续时间变短了，症状减轻了，这难道不是好消息吗？毕竟，如果你看过非处方药类感冒药的广告，你会发现这不正是它们所宣称的吗？我要向大家展示的是，适量的维生素C加上其他的营养物质，很可能使感染的持续时间和症状的严重程度减半。假如这正是你所需要的，那么不管你怎么称呼它，都请继续读下去吧。

祝你身体健康！

帕特里克·霍尔福德

目　录

1

第九章　**克服呼吸窘迫**

第十章　**有助于提高免疫力的日常饮食及营养补充计划**

第十一章　有助于战胜感冒和流感的食谱

第一章

从病毒的结构说起

病毒无法长时间独立存活。举个例子，冠状病毒在物体表面的存活时间不会超过72小时 [1]。它必须感染宿主细胞，夺取细胞核的控制权。细胞核是细胞的控制中心，含有遗传物质DNA。病毒通过将自身的DNA或RNA插入到宿主细胞的遗传物质中，迫使宿主细胞合成新的病毒。这是病毒生存和复制的唯一方法。

你的免疫系统随之展开反击。免疫系统的反击，而不是病毒，会使你咳嗽、打喷嚏、流鼻涕，然后把新的病毒传播给别人。换言之，病毒改变了你的行为，以便于它生存。它是很聪明的。

为了生存，病毒也会发生突变。那是因为一旦你被病毒感染了，你的免疫系统就会"记住"这种病毒，并产生能识别它的抗体。一旦它再次出现，抗体就会迅速出击，使你免受疾病困扰。因此，病毒会略微突变一下，使自己不会立刻被抗体识别，从而有机会再次传播。

我们首先要知道强大的免疫系统是战胜所有新病毒的关键，其次要知道你应对曾经感染过的病毒的能力取决于你产生抗体的能力，以及你免疫系统的反应速度。

你会发现，免疫系统的强弱以及反应速度的快慢完全取决于特定的营养物质。

H代表血凝素

一旦流感病毒通过呼吸道进入体内，那它又是如何进入你的细胞的呢？病毒表面有刺突，这种刺突叫作血凝素（hemagglutinin），它让病毒看上去有点儿像水雷。血凝素使病毒与细胞结合在一起，就像海盗登船那样。血凝素种类繁多，以序号1、2、3、4、5标记，以此类推。迄今为止，人们已发现了16种血凝素。H1、H2和H3主要感染人类，H5感染鸟类，因此亚洲禽流感被称为H5N1，而猪流感被称为H1N1。

冠状病毒也是常见感冒的元凶，主要影响呼吸系统。然而，这类冠状病毒与其可致死的变体，如严重急性呼吸综合征冠状病毒（severe acute respiratory syndrome coronavirus，SARS-CoV）、中东呼吸综合征冠状病毒（Middle East respiratory syndrome coronavirus，MERS-CoV）和目前的COVID-19冠状病毒（2019-nCoV）之间存在着巨大差异。不过，它们都有类似H和N的"刺突"。

在第四章中，我会向大家介绍黑接骨木果是如何抑制血凝素的。黑接骨木果有助于缩短流感病程，缓解流感症状。

N代表神经氨酸酶

那么N又代表什么呢？当病毒感染了一个细胞，将自身的DNA或RNA插入该细胞的遗传物质中，并产生了新的病毒后，另外一种叫作神经氨酸酶（neuraminidase）的"刺突"就会帮助病毒离开这个细胞，再去感染新的细胞。和H一样，N也有很多种形式，至今已发现了11种。神经氨酸酶实际上并不是病毒表面的一种物理突起，而是一种化学意义上的"刺突"——它是一种酶，可以帮助病毒逃离细胞，进入血液循环，或通过咳嗽或打喷嚏排到体外。

神经氨酸酶是抗病毒药物的主要靶点之一。神经氨酸酶抑制剂的命名通常以"mivir"结尾，比如拉尼那米韦（laninamivir）、奥司他韦（oseltamivir）、佩拉米韦（peramivir）和扎那米韦（zanamivir）。人们对从这一角度来抑制COVID-19抱有极高的期望。在第三章中，我会向大家展示维生素C就是一种神经氨酸酶抑制剂，并且在细胞实验中它的效果远胜奥司他韦。

T细胞和巨噬细胞

与此同时，当病毒开始入侵你的细胞，甚至比这更早，当病毒进入你的血液循环时，你的免疫系统就已经被充分调动起来准备开战了，其中涉及一些特殊的细胞，我们称之为T细胞（T-cell）和巨噬细胞（macrophage）。T细胞的一类亚型也被称为自然杀伤细胞（natural killer cell，NK细胞），这是因为这类细胞在发现病毒和被感染的细胞后会直接消灭它们。假如你再次被同样的病毒感染了，你的免疫系统会通过在B细胞里保存一套相应的抗体来"记住"这种病毒。抗体会标记病毒，并以此来吸引T细胞消灭病毒。在第三章和第七章，我会向大家展示维生素C和锌是如何促进这些重要免疫细胞生成的，以及这些免疫细胞的防御机制（图1）。

巨噬细胞有点儿像吸尘器或蟒蛇。它们能识别并整个儿吞掉病

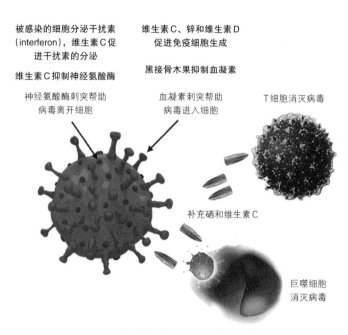

被感染的细胞分泌干扰素
(interferon)，维生素C促
进干扰素的分泌

维生素C抑制神经氨酸酶

神经氨酸酶刺突帮助
病毒离开细胞

维生素C、锌和维生素D
促进免疫细胞生成

黑接骨木果抑制血凝素

血凝素刺突帮助
病毒进入细胞

T细胞消灭病毒

补充硒和维生素C

巨噬细胞
消灭病毒

图1　营养物质是如何影响病毒感染的

毒和被感染的细胞，并将它们分解。之后我会告诉大家特定的营养
物质是如何增加巨噬细胞数量的。

维生素D受体

　　所有这些免疫细胞的表面都有维生素D受体（简称VDR），这意
味着维生素D对维持免疫系统的正常功能是不可或缺的。有些病毒
正是瞄准了这一点，通过阻断VDR来削弱"敌人"。这就是许多病毒
在冬季或光照不足的地区传染性更强、毒性更烈的主要原因。阳光

能使皮肤产生维生素 D。我会在第五章中具体阐述这一现象，以及其他使冬季成为"感冒和流感季"的原因。

氧化战争

你可以想象你的免疫细胞和病毒之间有多少你死我活的"战斗"，其中还涉及氧元素的危险形式——氧化剂。你可以把氧化剂看作病毒、被病毒感染的细胞以及免疫细胞所产生的废气。在免疫细胞和病毒好一通"乒乒乓乓"的打斗之后，人体就会产生大量的氧化剂，这导致了相当多的感染症状出现，并引起炎症反应，也意味着疼痛（包括隐痛、头痛）、红肿以及发热。

我们有一个复杂的神奇系统，可以产生具有抗氧化作用的酶。这些酶可以消除氧化剂、清除体内垃圾、减轻炎症，一般来说它们可以使病毒更难以生存。我们用一种关键酶来作为示例。这种酶叫作超氧化物歧化酶（superoxide dismutase，SOD），它可以让病毒滚开！这种酶的活性完全依赖于矿物质硒。因此，硒是人体必需的矿物质，没有它你将无法生存，即使所需要的仅仅是几十微克硒。通常每天摄入 30～50 μg 硒就足够使我们保持健康了，不过当病毒攻击人体时，硒的消耗量会陡然升高，为了保持 SOD 的活性，我们需要更多的硒，大约 200 μg。我会在第六章中对此进行详细阐述，你会发现摄入适量的硒有助于抑制病毒复制。其他营养物质包括维生素 C 也具有重要的抗氧化作用。

干扰素

免疫细胞也会产生特定的抗病毒因子，并帮助它们进入被病毒感染的细胞中。其中一种你可能听说过，它的名字叫作干扰素。顾名思义，它的功能就是干扰病毒，使病毒难以存活。制药公司已经知道如何合成干扰素，并通过注射将它引入血液循环中。或者，你也可以使自己的身体产生更多的干扰素。维生素 C 就能帮助你做到这一点，它在干扰素的合成过程中起着举足轻重的作用。更多细节请参考第三章。

6 招打败病毒，增强免疫力

关于病毒本身以及它们的分类、历史、感染机制等的介绍不胜枚举。如果知道至少有 6 种方法可以增强免疫力并消灭病毒，那对你来说就足够了。这些方法包括：

（1）抑制血凝素。

（2）抑制神经氨酸酶。

（3）增加 T 细胞和巨噬细胞的数量并增强其活性。

（4）有足够的维生素 D 可以激活免疫细胞。

（5）提升抗氧化剂的防御能力。

（6）促进自身干扰素的合成。

第二章

为什么山羊不感冒

为什么豚鼠会变成测试新药的"小白鼠"？答案很简单，因为它们和我们一样无法合成维生素C，而这改变了一切。

山羊每天能合成15 000 mg（15 g）维生素C，这相当于300个橙子所含的维生素C。在山羊身上测试抗病毒药物和抗癌药物是毫无意义的，因为山羊的生化反应和我们的是如此不同。

使莱纳斯·鲍林着迷的是，大多数能合成维生素C的动物都不像我们这样有罹患癌症或病毒性疾病的高风险。当它们遭受病毒攻击或抵御癌细胞侵袭时，它们体内维生素C的产量会迅速升高，远远超过一个人在日常饮食中可能摄取的水平。即使是这么高浓度的维生素C，也是无毒、无害的。

对维生素C的兴趣使他在1965年踏进了营养学的研究领域。他确信，假如人们能获取足够的，相当于那些有较低患感冒、流感或癌症风险的动物体内每天所合成的维生素C的量，那么许多现代疾病是可预防的。

极少数动物自身无法合成维生素C，包括：

灵长类——眼镜猴、猴子和类人猿，包括人类；

豚鼠和水豚——栖息在丛林中的啮齿类；

食果蝠（fruit-eating bats）——大多数的蝙蝠都不生产维生素C；

黑喉红臀鹎（red vented bulbul bird）——一种栖息在丛林中的以浆果为食的鸟类；

亚马逊观赏性奥斯卡鱼 [1]（the Amazonian ornamental oscar

fish）以及硬骨鱼（teleost fish）。

以葡萄糖为原料很容易就能得到维生素C，只需要6步，或6个化学反应和4种酶就能将葡萄糖转化成维生素C。上文提到的这些动物都缺乏最后这一种酶，L-古洛糖酸内酯氧化酶（L-gulono-γ-lactone oxidase，GLO），或者更确切地说，它们体内缺失了编码这种酶的基因[2]。动物以葡萄糖，而植物则以甘露糖为原料合成维生素C，这两者都属于糖类。据推测，大约距今四千万年前，上文提到的这些动物都丧失了自我合成维生素C的能力。

由于这代表了一种功能缺失——维生素C对免疫之外的其他重要功能来说也是不可或缺的（我们会在下一章中详细展开），尤其是维生素C会参与胶原蛋白合成。胶原蛋白就好像细胞间的胶水，将我们身体的各个组成部分连接在一起，因此那些自身无法合成维生素C的动物必须大量摄入富含维生素C的食物。缺乏维生素C会导致坏血病，表现为牙龈出血，伤口难以愈合。事实上，缺乏维生素C的人会因为血管退化而出血甚至死亡。在现实生活中，缺乏维生素C的人很容易发生感染。通常，是像肺炎这样的感染[3]而非胶原蛋白降解，才是维生素C缺乏症危及人们生命的真正原因。

在野外，大猩猩平均每天摄入4.5 g维生素C[4]。猴子每天大约需要1 g维生素C来保持健康。一项研究发现，平均体重为7.5 kg（我们体重的1/10）的猴子每天需要摄入600 mg维生素C[5]。

一只山羊每天能合成15 g维生素C

自身能合成维生素C的动物每天会生产大量的维生素C。一只山羊每天每千克体重能合成200 mg的维生素C，因此假如它和我们体重相同，那么它每天将会合成15 g维生素C。狗和猫能合成的维生素C较少——相当于每天2～3 g [6, 7]。

在失去合成维生素C的能力后，我们是如何存活下来的呢？理论上来说，如果我们的远祖在丢失了那个编码L-古洛糖酸内酯氧化酶的基因后一直摄取富含维生素C的食物，那么就有可能拥有更多的葡萄糖作为能量来源，也因此在种群中变得更加有优势。经过长期的自然选择，最终种群中的所有个体都失去了那个基因。

不要责怪蝙蝠

自身能合成维生素C的动物肯定没那么容易感染病毒性疾病，但对病毒性疾病也不是完全免疫的。马可以合成维生素C，但在过去几年里，也出现过马感染冠状病毒的案例 [8]。猫也会感染某种冠状病毒，但病毒仅仅和猫共生，很少具有致病性，如果病毒变异产生致病性，那么它的传染性也会增强。2019-nCoV不像是由人传染给猫、狗或反过来由猫、狗传染给人的。蝙蝠携带冠状病毒但不会像我们一样患病，然而假如我们吃蝙蝠，那么就有可能从它们身上感染病毒。

人们将 21 世纪的绝大多数急性流感大暴发都归咎于蝙蝠。2002—2003 年，SARS 的暴发，被认为是由蝙蝠携带的冠状病毒经属于灵猫科的中间宿主果子狸通过集市贩卖而传播到人类社会中的。MERS 第一次暴发于 2012 年，这次暴发是由蝙蝠携带的冠状病毒经骆驼传染给了可能喝了生骆驼奶或吃了半生不熟的骆驼肉的人而造成的。人们将埃博拉病毒的传播归咎于食果蝠，它们将病毒传给了猴子，进而传给了将猴子当作野味吃掉的人。2019-nCoV 与在中国东亚蝙蝠身上发现的一种冠状病毒有 96% 的相似度，这种病毒有可能传染给了穿山甲，而人们会在集市上将穿山甲作为野味贩卖。但请不要责怪蝙蝠，我们应当毫不犹豫地停止猎食这些动物。野味市场使许多在自然界不可能同时出现的物种汇集在了一起。吃野味这种疯狂而背离常规的饮食方式应当被严厉禁止，对其我们决不能姑息。

不过，为什么蝙蝠对它们传播的疾病免疫呢？是因为它们吃了很多富含维生素 C 的水果吗？有这种可能，不过还有另一种解释——这是"间歇性训练"有利健康的范例。间歇性训练是一种新的运动模式，即在短时间、高强度的运动后休息一段时间。蝙蝠是唯一一种会飞的哺乳动物[9]，它们飞行时心跳可以飙升至每分钟 1 000 下，体温也会迅速升高到 37.8℃，此时它们会进入发热状态。"对大多数陆地哺乳动物来说，这些都是可能导致死亡的信号。"来自新加坡杜克-新加坡国立大学医学院的研究蝙蝠病毒的王林发说道。但蝙蝠每天都是这样度过的。

王林发还说，蝙蝠进化出了一套特殊的免疫系统来应对飞行带来的压力。这套免疫系统不会过度应答，表明其实并不是病毒本身，而是我们免疫系统对病毒的反应决定了感染的结果。

维生素C循环

最近，科学家们发现了一件很有趣的事：自身无法合成维生素C的生物——人类、猴子和食果蝠有共通之处——我们都很善于循环利用维生素C[10]。

你肯定听说过维生素C是一种抗氧化剂，这意味着维生素C可以消除从我们的"发电厂"——线粒体中排出的废气。举个例子，香烟的烟雾就是一种氧化剂（学名叫作活性氧，reactive oxygen species，ROS）。氧化剂会危害你的健康，但维生素C会消除它所带来的危害。这就是吸烟者血液中的维生素C含量较低的原因[11]。吸烟者需要额外补充维生素C，以使其血液中的维生素C含量恢复到和不抽烟的人相同的"正常"水平[12]。

一旦抗坏血酸（维生素C的一种形式）消除了氧化剂所带来的危害，它自身就会被氧化或"被消耗"，变成脱氢抗坏血酸。这一幕时刻都在上演，因此白天我们需要经常补充维生素C。

有一次，我在电视上看到一个逻辑不那么严密的实验，演讲者吞服了2 g维生素C，并在随后的24小时里收集了自己的尿液。结果并无意外，他排出了将近 2 g 的维生素 C，但他并没有检测所排出的究竟是全副武装的抗坏血酸，还是"被消耗"后的脱氢抗坏血酸。假如他做了这一检测，那么就可以算出有多少维生素 C 被用来清除氧化剂了。当然，从某种意义上来说，你的确排出了"昂贵的"尿液，因为你最终会排出维生素 C，尽管它是以"被消耗"后的脱氢抗坏血酸的形式排出体外的。你也会排出喝下去的水分，但水分从进入体内之后直到被排出体外之前所参与的一系列调节人体机能的反应过程，才是关键。这也是你每天至少需要补充两次维生素 C 的原因。在感染期间，也许需要每小时补充一次。

不过，你不要认为脱氢抗坏血酸只是一种废物。我们的身体也会将这种形式的维生素 C 作为促氧化剂（prooxidant）加以利用，就好像将它作为对付癌细胞和病毒的武器一样，不过这只会发生在我们体内的维生素 C 水平足够高的情况下。因此，维生素 C 既可以是抗氧化剂，清除我们体内新陈代谢产生的垃圾，使我们保持青春，又可以是促氧化剂，帮助我们消灭病毒和癌细胞。

维生素 C 的这两种功能导致你每天只需要很少量的维生素 C——每天 500～1 000 mg 就能维持健康和最佳抗氧化状态，这远远低于抵御病毒入侵所需的剂量——每小时 500～1 000 mg。这也是静脉注射维生素 C 可以用来治疗严重的病毒性疾病以及癌症的原因，注射剂量通常在每次 25～50 g 不等。我会在第九章"克服呼吸窘迫"中进行详细说明。

总而言之，为了获得最佳的免疫功能，以及许多其他的好处，我们需要：

- 每天补充两次维生素C，早晚各一次，一次500～1 000 mg，使血液中的维生素C在一天中的绝大多数时间内都能处在较高的水平。
- 一旦出现感冒或任何感染症状，立刻补充2 000～5 000 mg（2～5 g）维生素C，随后每小时补充1 g左右，这一剂量取决于你的肠道耐受度——我会在下一章中对此进行说明。

现在我们对维生素C的背景有了大致的了解，接下来让我们一起去看看它在感冒、流感和人体免疫中都扮演了怎样的角色吧！

第三章

关于维生素C、感冒和流感的真相

在揭示了化学键的本质（因此第一次获得诺贝尔奖）、解决了麻醉的谜题、差点儿解开了DNA结构、发现了第一种遗传疾病以及环境与基因间的相互作用、参与催生了表观遗传学这一新的研究领域，同时因为在呼吁全球禁止核试验中起到关键作用（他和爱因斯坦等人一起签署了反核试验宣言，避免核战争，造福人类）获得了诺贝尔和平奖后，天才化学家莱纳斯·鲍林写了一本书，书名为《维生素C和普通感冒》（*Vitamin C and the Common Cold*）。他在书中宣称，大剂量的维生素C有助于缓解感冒和流感所带来的痛苦。我问他预期的反响如何，莱纳斯·鲍林答道：

"当我的书在20世纪70年代末出版发行时，我以为医务工作者和普通大众都会为此感到高兴，因为他们不会再受到普通感冒和相关疾病的困扰，医生也不会因为没有好的治疗方案而对普通感冒患者束手无策，相反，他们可以更加专注于疑难杂症。因此，当我看到西奈山医学院的医学教授在来信中对我关于每天补充3g维生素C可以有效预防普通感冒的说法表示不满时，我十分震惊。

"我查阅了医学文献，寻找当时已有的科学依据。我找到了4项对照临床试验，都是近期进行的周密、严谨的研究，使用的是现在我会称之为相当小剂量的维生素C——每天200~1 000 mg。在芬兰赫尔辛基大学的一位医学教授发表的关于维生素C和普通感冒的研究中，他提到了我的书，表示他决定要翻阅医学文献，查找自1970年来人们究竟做了多少工作来研究维生素C对预防普通感冒的有效性。

"他决定只选择每天使用至少1 g维生素C的研究，而且必须是随机对照临床试验。其中一半的受试者使用的是安慰剂。受试者和测试人员都不知道哪些人会使用维生素C，这叫作双盲试验。他发现从1970年开始，有38项临床试验符合以上要求，其中37项的结论是维生素C比安慰剂有更强的保护作用，12项临床试验的结果具有较高的统计学显著性，$p = 0.001$——那意味着我们有99.9%的把握，这不是由统计学波动造成的碰巧的结果。

"现在，大剂量维生素C能有效预防普通感冒是毋庸置疑的了。我的建议是不仅要每天补充1 g或2 g维生素C，而且在感冒早期症状刚刚出现时就要补充1 g或2 g，1小时后如果症状仍旧存在——假如你还在打喷嚏、流鼻涕或发抖，就再补充1 g或2 g。你需要不断地这么做，直到你忘记了，因为这时你的症状已经消失了。几乎所有听从这项建议的人都会很快从感冒中痊愈。"

临床试验中的铁证

在讲述维生素C如何有效阻止感染之前，让我们先来看看这些证明维生素C对感冒和流感有效的临床试验吧。我要讲述的内容并无争议——它们只不过是被别有用心的人曲解了。

我们要考虑的最重要的因素是维生素C的剂量以及使用的时机，因为我们已经知道使用维生素C越多、越早，效果越好。我将要介绍的研究分为两类，一类是安慰剂对照试验，即受试者使用的不是维生素 C 就是安慰剂。另一类是阳性对照试验，即受试者使用的是另一种治疗感冒的药物或接受的是传统的治疗感冒或流感的方法。

关于感冒的研究要多于流感，因为感冒更为常见。此外，有些研究人为地使研究对象患上流感，而不是等到他们自己生病，但这样做很难通过伦理委员会的审查，更不用说得到研究对象本人的同意了。大多数感冒都是由病毒感染引起的。2019-nCoV 是一种特殊的、致病性更强的冠状病毒。感冒和流感之间除了症状的严重程度不同外，并没有明显的界限。流感疫苗针对的是下一个冬季最有可能流行的、会造成类似流感症状的、最常见的病毒种系。

除了这些研究以外，我十分信赖芬兰赫尔辛基大学哈利·希米拉教授针对这些研究所做的最为全面、最为透彻的分析。不过首先，我想先剖析维生素 C 研究的历史，这样你可以了解其中存在的偏见。

维生素 C 是如何没落的

1975 年，托马斯·查尔默斯（Thomas Chalmers）对 7 项安慰剂对照试验的结果进行了整合分析，这也是最早的整合分析之一，结果表明维生素 C 组的感冒持续时间仅比对照组短 0.11 天[1]。1995 年，哈利·希米拉发现托马斯不仅分析有误，而且还忽略了剂量上的差异[2]。他改正了这些错误，并整合了维生素 C 剂量不少于 1 g 的研究数据。现在，维生素 C 组和对照组的组间差异扩大到了 0.93 天，或者说，感冒持续时间缩短了 21%。

随后，在 2013 年，哈利·希米拉教授和伊丽莎白·查尔克 （Elizabeth Chalker）对所有维生素 C 相关的研究进行了迄今为止最为全面的回顾 [3]，又名考克兰系统回顾（Cochrane systematic review），旨在研究"维生素 C 作为不间断的每天的营养补充，或作为在感冒症状刚刚出现时的治疗药物，是否能降低发病率、缩短病程或缓解普通感冒症状"。他们排除了所有维生素 C 剂量小于每天 200 mg 的研究，发现维生素 C 不能减少人们感冒的次数，但确实可以缓解感冒症状、缩短感冒持续的时间。记得那时我接受了 BBC 采访，当我报告这一研究成果——维生素 C 有助于缓解症状、缩短病程，但不减少感冒的次数时，他们一再要求我不要提及任何与病程、症状严重程度相关的内容，只需要强调"使用维生素 C 并不能减少感冒的次数"，我没有同意。

2017 年，哈利·希米拉再次回顾了这些研究，这一次他的注意力更多地集中在剂量问题上。他发现，"在两项对照试验中都出现了统计意义上的显著剂量反应，普通感冒症状持续的时间随着维生素 C 剂量的增大而缩短，剂量上限可高达每天 6～8 g。因此，有些使用维生素 C 治疗普通感冒的研究所得出的阴性结果，可能是由维生素 C 剂量过小（每天 3～4 g）造成的"。他发现，在病毒感染第一天使用的维生素 C 的剂量越大，效果越好。

维生素 C 能减少某些人感冒的次数

尽管整合所有维生素 C 研究的数据后，哈利·希米拉发现人们感冒的次数并没有减少，但他还发现维生素 C 可以帮助英国男性预防感冒[4、5、6]。有 4 项临床试验的结果表明，维生素 C 可以降低 30%的感冒发病率。另有 4 项临床试验的结果表明，在试验期间反复感冒的男性比例平均下降了 46%，感冒次数几乎减少了一半。在 5 项随机对照试验中，维生素 C 也使处于短期、高强度运动中的受试者的感冒发病率降低了一半。最近，美国一项小规模研究的结果表明，给体内维生素 C 水平较低的人补充维生素 C 可以减少 45%的感冒次数[7]。随后，另外两项研究的结果显示，服用维生素 C 的孩子中未被感染的人数比安慰剂对照组中的分别要多 16%和 17%[8、9]。反过来说，每 6 个服用维生素 C 的孩子中就有 1 个没感冒。

最新的临床试验结果发表于 2020 年 3 月的《英国医学杂志》（*British Medical Journal*）军事版，该试验是由韩国军队进行的。韩国军队的训练中心是呼吸道疾病的高发地，因此研究人员决定进行安慰剂对照试验，测试每天服用 6 g 维生素 C、连续服用 30 天的效果。有 695 名士兵得到的是维生素 C，749 名得到的是安慰剂。士兵们并不知道自己服用的是什么。根据士兵们的医疗记录来看，服用维生素 C 的士兵感冒次数较少[10]。感冒次数减少的现象在不吸烟的士兵中尤为明显，这说明吸烟会消耗维生素 C。研究人员得出的结论是：

"在未来，政府应规划相应预算用于维生素C的配给，并从军队卫生和医疗的层面预防呼吸道疾病，而不仅仅是为受训士兵个人的安全与健康着想。"

维生素C能缓解感冒症状、缩短病程

希米拉还发现，维生素C的剂量越大（每天4～8 g），感冒持续时间越短。两项研究的结果显示，在感冒第一天服用3～4 g和6～8 g维生素C的受试者，其感冒持续时间分别比服用安慰剂的受试者缩短了10%和20%。在感冒第一天服用8 g维生素C的受试者中，有46%的人感冒症状仅持续了1天[11]。

假如你延长服用维生素C的时间，会出现什么结果呢？研究表明，连续5天，每天服用1～1.5 g维生素C，可以使感冒持续时间缩短25%。

假如你增大维生素C剂量并延长服用时间，又会出现什么结果呢？1999年，有一项研究招募了463名年龄在18～32岁的学生，测试组的学生在感冒或流感症状出现的最初6小时内每小时服用1 g维生素C，随后服用的维生素C剂量调整为每天3 g，而对照组的学生则服用普通感冒药［含镇痛药和减充血药（decongestant）］[12]。"与对照组相比，测试组学生的感冒或流感症状减少了85%。"与服用普通感冒药的学生相比，服用维生素C的学生的感冒持续时间也缩短了一半，从7天缩短到了3.5天。这才对嘛！

对于所有的病毒性疾病，莱纳斯·鲍林和我可能会使用更大的维生素C剂量。尤其是对于严重的可能威胁生命的病毒感染，比如COVID-19，要每小时服用1 g维生素C或每两小时服用2 g维生素 C，直到症状消失。如果是感冒或流感，症状的持续时间很少超过48小时。在第九章，你会看到静脉注射维生素C的效果更为显著。

总之，临床试验的结果表明，维生素C剂量越大，服用时间越久，感冒持续时间就越短，症状也越不严重。**据报道，在感冒症状出现的第一天，服用至少6 g维生素C，可使感染持续时间缩短20%～85%。**

不管你是否称之为"治愈"（这不过是个称谓），你肯定感觉好多了，感染持续的时间也缩短了。我的建议是，没尝试之前不要轻易否定。

维生素C和COVID-19

在这个节骨眼儿上①，任何有关维生素C是否能抵御COVID-19的断言都缺乏临床试验的支持，因为数据尚未发表。不过，有两项临床试验正在进行中，一项在中国，一项在意大利。意大利的那项临床试验给予500名新冠肺炎患者每天10 g维生素C的静脉注射治疗，预计于2021年3月结束试验。中国的临床试验招募了140名确诊

———————————

① 本书英文版在英国的出版时间为2020年4月。

为重型或危重型严重呼吸道感染的COVID-19患者。一部分患者每天接受2次静脉注射维生素C治疗，每次注射12 g，总共注射24 g，连续注射7天，另一部分患者则以生理盐水作为安慰剂。这个剂量相当于每小时注射1 g。该临床试验预计在2020年9月30日结束[13]。此外，好几家中国医院正在使用大剂量维生素C治疗COVID-19，尤其是在上海市医学会为这种治疗方法背书后（详见《中华传染病杂志》声明）[14, 15]。

初步结果看上去很不错。上海市公共卫生临床中心负责收治上海所有的COVID-19重症或危重症患者。来自该中心的毛博士在2020年3月报告："所有接受静脉注射维生素C治疗的患者，情况都有所改善，无一死亡。相对于所有COVID-19患者平均30天的住院时长，这些接受静脉注射大剂量维生素C治疗的患者住院时间缩短了3～5天[16]。"

西安交通大学第二附属医院的一份官方声明[17]是这样写的：

"2020年2月20日下午，由西安交通大学第二附属国家援鄂医疗队接管的同济医院中法新城院区C10西病区又有4位重型新冠肺炎患者康复出院，医疗队正式投入工作10天来，已有8位患者康复出院。……我们专家组提出联合大剂量维生素C治疗新冠肺炎的具体方案，并在临床应用中取得良好的效果。……我们认为对于新冠肺炎重症及危重症患者应在入院后第一时间启动维生素C治疗方案。……早期应用大剂量维生素C可以起到强有力的抗氧化作用，减少炎症反应，改善内皮功能。……大量研究表明维生素C的剂量与治疗效果有很大关系。……大剂量维生素 C 不仅可提高抗病毒水平，更重要的是能够预防和治疗急性肺损伤（acute lung injury，ALI）和急性呼吸窘迫综合征（acute respiratory distress syndrome，ARDS）。"

　　纽约的两家医院也带来了患者接受静脉注射维生素 C 治疗后的好消息[18]。在撰写本书时，我还没有听说英国有哪家医院正在使用同样的治疗方法。我非常希望这种情况会很快有所改善。

　　剂量推荐取决于疾病的严重程度，一般静脉注射剂量在每天每千克体重 50～200 mg，这对一个成年人来说是 4～15 g。据位于东京的日本静脉疗法学院院长柳泽厚生（Atsuo Yanagisawa）博士介绍，静脉注射维生素 C 的效果远远好于口服维生素 C。他说："静脉注射维生素 C 安全、有效，具有广谱的抗病毒作用。"我会在第九章中对此进行更详细的探讨，因为口服大剂量抗坏血酸也会非常有效地提高血液中维生素 C 的浓度，通常能使浓度达到和静脉注射同样高的水平，但这取决于口服的剂量。

　　我认为，即使临床试验的结果尚未发表，COVID-19 患者也应该口服大剂量维生素 C。我这么说的原因在于，即使感染持续时间只缩短 50%，也能使 ICU 可用的床位多出 25%。假设感染持续 5～6 天，那么你可能传播病毒的时间为 12 天。如果你可以使感染持续时间缩短 50%，那么你可能传播病毒的时间就会缩短为 9 天，与之前的 12 天相比减少了 25%。这意味着如果被感染人数能减少 25%，那影响将是十分巨大的：能腾出 ICU 的床位，拯救更多的生命。因此，公共卫生系统向公众传递的信息应当是"从症状出现起每天至少服用

8 g维生素C，直到症状消失为止"。这么做不会对人体造成任何危害，反而可能带来相当大的益处。一项发表在《重症监护杂志》（*Journal of Intensive Care*）上的整合分析综合了5项临床试验的数据，发现口服1～6 g维生素C可以将患者需要呼吸机的时间缩短25%[19]！

假如剂量合适且及早用药，我相信感染症状会持续缓解，甚至患者不再需要去医院就诊，这样就可以节省出更多ICU床位了。

维生素C是如何帮助你增强免疫力的

我们已经知道维生素C能帮助一些人减少感冒的次数，并缓解绝大多数人的感冒症状。让我们来看看，维生素C为什么能成为所有免疫支持策略的核心基石。

在科学研究中，首先发现的通常是某种关联——比如，维生素C水平较低或患有败血症的人更容易被感染，随后人们开始研究可能解释这种关联的机制。这期间的研究通常是细胞水平上的，即用待测病毒感染健康的人源细胞，随后将细胞暴露于非毒性剂量的维生素C下，观察细胞的反应和变化。有时人们也会进行动物试验，包括感染小鼠，有时还会进行基因敲除，使小鼠无法合成维生素C，或感染豚鼠，反正它们也无法合成维生素C。这些试验的结果为随后的临床试验奠定了坚实的理论基础，但所有这些研究都十分昂贵。当你要测试的药物是像维生素C这样便宜又无法申请专利的物质时，谁会来资助这些研究呢？

现在，在这一章节，我们首先介绍了维生素C在临床试验阶段的一些成果，但我们仍旧十分好奇，延长使用大剂量维生素C的时间，是否效果会更好，是否有助于治疗毒性尤其强的病毒品系如2019-nCoV造成的感染。这种想法是否具有理论依据呢？在第一章，我们已经知道战胜病毒有好几种方法：

（1）抑制血凝素。

（2）抑制神经氨酸酶。

（3）增加T细胞和巨噬细胞的数量并增强其活性。

（4）有足够的维生素D可以激活免疫细胞。

（5）提升抗氧化剂的防御能力。

（6）促进自身干扰素的合成。

你可以通过检测一种叫作逆转录酶（reverse transcriptase）的蛋白质，更直接地了解某种物质是否能杀灭病毒，或使病毒停止复制，因为所有病毒的复制都需要逆转录酶。以下是我们对维生素C的认识：

维生素C对目前已经检测过的所有病毒都具有较强的抗病毒作用。还有许多其他的病毒性疾病也对维生素C有反应，包括水痘、病毒性肝炎、疱疹、艾滋病、麻疹、流行性腮腺炎、病毒性肺炎、脊髓灰质炎和狂犬病。你可以在托马斯·列维（Thomas Levy）博士撰写的《治愈绝症：维生素C、传染病与毒素》（*Curing the Incurable: Vitamin C, Infectious Diseases, and Toxin*）一书中找到相关的研究[20]。

这里我们可以总结太多太多的疾病和证据。确实，平凡的维生素 C 可能对这些灾难性的疾病产生巨大的影响，这一说法听起来甚至是有些荒诞、离奇的。但简要地回顾关于脊髓灰质炎和艾滋病的这两个例子，也许可以帮助我们正视维生素 C 的抗病毒作用。

让我们回到 20 世纪 40 年代。弗雷德里克·克莱纳（Frederick Klenner）博士，美国北卡莱罗纳州雷兹韦尔的一名医生，开始研究当时新近出现的静脉注射极大剂量维生素 C 的作用。随后，他发表了 20 余篇研究大剂量维生素 C 治疗传染病的效果的论文。在 1948 年脊髓灰质炎暴发期间，他用静脉注射维生素 C 治疗脊髓灰质炎患者，并于 1949 年发表了他的论文，报道了 60 名接受静脉注射维生素 C 治疗的脊髓灰质炎患者的症状都好转了 [21]。在 1949 年美国医学会年会上，他向同行们汇报了这一成果，他是这样说的："在过去的 7 年中，通过频繁的大剂量维生素 C 注射，我们可以在 72 小时内治疗和治愈病毒感染。我相信，如果能给予脊髓灰质炎患者大剂量维生素 C——每 24 小时给予 6 000～20 000 mg，就没人会瘫痪，也不会进一步造成残疾或脊髓灰质炎大流行。"遗憾的是，他的发现并没有引起人们的重视，一如现在。

时间快进到了 20 世纪 80 年代末，当时艾滋病在美国和英国肆虐。莱纳斯·鲍林和同事想要研究维生素 C 对艾滋病可能产生的作用，于是他们用 HIV 感染人 T 细胞，并将被感染的细胞暴露于非毒性剂量的维生素 C 中。结果，病毒活性得到了有效抑制。逆转录酶减少了超过 99% [22, 23, 24, 25]。这项研究发表在世界顶级科学杂志之一的《美国科学院院刊》（*Proceedings of the National Academy of Science*,

PNAS）上，却没有引起人们的重视。他们还发现，在人 T 细胞实验中，维生素 C 的效果远胜于名为 AZT①的药物。维生素 C 对慢性和潜在感染细胞中的 HIV 具有抑制作用，而 AZT 则未显示出任何显著效果[26]。迄今为止，人们还没有进行过研究大剂量维生素 C 与艾滋病的临床试验。在 20 世纪 90 年代中期，曾经有一项由美国卫生部资助的多中心临床试验被列入计划，然而就在试验即将启动的时候，这笔研究经费被取消了。艾滋病及其并发症每年导致 770 000 人死亡，这远远超过了因流感死亡的人数。临床试验迫在眉睫。

病毒性肺炎的情况又如何呢？这和我们的健康息息相关，因为它是呼吸道病毒致死的最终原因。1948 年，克莱纳发表了他在 5 年时间里用维生素 C 治疗了 42 例病毒性肺炎的研究结果[27]。他使用的静脉注射维生素 C 的初始治疗剂量为 1 g，每 6～12 小时重复注射。婴幼儿病患的治疗剂量减半。像研究过其他病毒感染的人一样，克莱纳也获得了相当出色的结果。最近，有 7 项研究结果显示，维生素 C 可减少死亡人数，缓解呼吸道症状，缩短住院时间。我将会在第九章中对此进行详细讨论[28]。

维生素 C 也可以用于治疗非病毒性感染疾病，包括布鲁氏菌病、白喉、麻风、疟疾、百日咳、链球菌感染、破伤风、旋毛虫病、肺结核和伤寒。我们以破伤风为例。破伤风是由破伤风梭菌（*Clostridium*

---

① 齐多夫定：世界上第一个由美国食品和药品管理局批准生产的抗艾滋病药物。

tetani）引起的又一种对人类造成沉重打击的感染。1984年，孟加拉国进行了一项临床试验，研究每天静脉注射仅1 g剂量的维生素C对该国破伤风患者的治疗效果[29]。在1~12岁的儿童中，维生素C治疗组中无一死亡，而对照组中有23例死亡。在年龄为13~30岁的破伤风患者中，维生素C治疗组中有10例死亡，而对照组中有19例死亡。对年纪较长的患者来说，这一治疗的有效剂量可低至mg/kg级别。

维生素C能增加B细胞、T细胞、巨噬细胞或其他吞噬细胞的数量，并增强其功能。上述细胞都是白细胞，其中的维生素C含量是红细胞的10多倍。维生素C水平升高可以使B细胞产生更多针对入侵病毒的抗体。T细胞是我们身体中抵御病毒的中坚力量。巨噬细胞或其他吞噬细胞需要维生素C来帮助其捕捉和杀灭病毒。维生素C能增加这些关键免疫细胞的数量，并强化它们的功能[30~36]。

在体内维生素C充足的情况下，被感染的细胞会产生更多的干扰素。研究表明，维生素C可以促进干扰素的合成[37]，白细胞会释放细胞因子，包括干扰素。干扰素具有抗病毒功能。

维生素C可保护免疫细胞免受氧化损伤。这些免疫细胞中的高维生素C水平可以保护它们免受氧化损伤[38~40]。一旦病毒入侵，巨噬细胞会释放"氧化剂子弹"，比如超氧化物自由基、次氯酸和过氧亚硝基。这些氧化剂可以杀灭病毒，但在杀灭病毒过程中免疫细胞本身也会受到损伤[41]，而高维生素C水平可以保护它们免受损伤。

维生素C是神经氨酸酶抑制剂，可以阻止病毒复制。研究人员将甲型流感病毒，包括禽流感病毒和猪流感病毒置于富含维生素C、绿茶提取物、赖氨酸、脯氨酸、N-乙酰半胱氨酸和硒的营养物质混合物（NM）中，结果发现病毒和神经氨酸酶活性受到明显抑制[42]。进一步研究发现，营养物质混合物在抑制亚洲禽流感病毒（A/H5N1）方面的效果远胜于神经氨酸酶抑制剂奥司他韦[43]。以下是该研究的结论："NM 展现出了极高的抗病毒活性，即使是在病毒感染了很长一段时间后，也仍然有效。NM 的抗病毒特性与传统药物金刚烷胺（amantadine）和奥司他韦相当，但 NM 在感染过程晚期抑制病毒复制方面更有优势。"

维生素 C 具有抑菌或杀菌作用。这一点非常重要，因为病毒感染有时也会引发细菌性呼吸道感染。这取决于细菌的种类。维生素 C 还可以去除许多细菌毒素，激活在眼泪中发现的非溶菌酶抗菌因子（non-lysozyme anti-bacterial factor，NLAF），并增强抗生素的效果。抗生素和维生素 C 联合使用被证实能有效杀死癌细胞[44]。越来越多的证据表明，口服或静脉注射大剂量维生素 C 的方法可应用于治疗脓毒症[45]。对此，我有亲身经历。2020 年初，经诊断我患了脓毒症，医生给我开了抗生素静脉滴注，此外我每天服用 10 g 维生素 C，48 小时后，我痊愈了。

想了解有关维生素 C 和免疫功能的相关信息，请阅读参考文献中的综述[46]。

最重要的是，维生素 C 参与了你的免疫系统对抗病毒的各阶段战斗，只有一个例外——它无法抑制血凝素。维生素 C 是一个出色的全能选手，能帮助你维持好的免疫力。假如有一种药物的疗效能媲美维生素C一直以来所展现的稳定疗效，哪怕只是其中的一小部分，那么这种药物都应当是抵御病毒性疾病的一线临床用药。根据上海市医学会的建议，不论是口服还是静脉注射大剂量维生素C，都是COVID-19推荐治疗方案的一部分。然而在英国，政府不建议人们在急性病毒感染或其他感染期间增加维生素C的摄入量，政府的这一做法要么是全然的无知，要么（假如他们知道其中的重要性的话）无疑是渎职。

妖魔化维生素C

假如你在谷歌上搜索维生素C和冠状病毒，那么搜索结果中会充斥着标题为诸如"为什么维生素C不会'增强'你对冠状病毒的抵抗力"或"揭穿维生素C的神秘骗局"的网页。维生素C的好处会被轻描淡写地带过，而其风险往往会被夸大。但通过之前对临床试验证据所做的深入剖析，你们就会明白具有阳性结果的临床试验是如何湮灭于众的了——通过与使用无效的小剂量的临床试验相整合。我在脸书上还收到过更多带有如"垃圾""渣滓""虚假的""危险的""被揭穿真面目的"等字眼的侮辱性留言。同样的事情也发生在我试图将维生素C的其他成功案例带入公众视野时。比方说，在20世纪90年代，我因报道了维生素C对治疗艾滋病有效的研究而遭受了各种攻讦和口诛笔伐。为什么要污名化维生素C呢？这根本是毫无道理的。唯一合理的答案是它威胁到了治疗同类疾病的高利润专利药和疫苗疗法的市场。同样的答案也适用于 COVID-19。

维生素 C 有哪些副作用

那么维生素 C 有哪些副作用呢？所有的药物，尤其是使用剂量在 10～50 000 mg 范围内的，肯定存在副作用。有人表示了对腹泻、肾结石、酸性过甚的担忧，也就"维生素 C 是水溶性的，不易被吸收"进行了评论。我想借此机会对以上问题加以解释说明。

问：实际上能吸收多少维生素 C？

大多数人每天补充至少 2.5 g 维生素 C 在绝大多数时候都能使血浆中维生素 C 的浓度比服用推荐膳食供给量所能达到的水平高出 1 倍多，尽管过量的维生素 C 最终都会被排出体外。你可以从图 2 中观察到这一结论。该图出自马克·莱维恩（Mark Levine）发表在《美国科学院院刊》上的研究。假如你每天补充 2 000 mg（2 g）维生素 C，就像我每天做的那样，预计你的血液循环中的维生素 C 浓度将会比只服用推荐膳食供给量的人高出 2 倍。这是一个巨大的优势，因为病毒和某些病原菌在这一浓度下很难生存。

尽管在维生素 C 的剂量增大后，血液中维生素 C 的浓度上升的速度减缓，但在大多数情况下，浓度还会持续升高，至少可持续升高至剂量达到每天 6 g 时的浓度。最初 180 mg 剂量的 80%～90% 可以被人体吸收，相比之下，2 g 剂量的吸收率为 50%，6 g 剂量的吸收率为

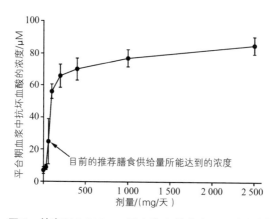

图2　补充至2 500 mg后血浆中维生素C的浓度[47]

26%，而12 g剂量的吸收率为16 %。然而，当我们受到病毒攻击或正在与癌细胞作斗争时，我们的身体似乎会吸收更多的维生素C，而排出体外的维生素C的量会有所减少。在有感染或癌症的情况下，维生素C的剂量可达到每天18 g。就我个人的观点而言，为了获得显著的抗病毒效果，我们每天需要补充12 g或更大剂量的维生素C，尽管有研究表明，每天补充3～8 g维生素C就可以获得相当明显的改善。我会在第九章中讨论到，静脉注射维生素C的优势之一在于可以使你血液中维生素C的浓度更高、更持久。高浓度的维生素C具有极强的抗病毒作用，但通常只有当血液中维生素C的浓度高于0.25 mM时，维生素C才具有抗病毒作用。

　　有些人会错误地认为血液中维生素C的高浓度只能靠静脉注射获得。《抗坏血酸盐：维生素C的科学》（*Ascorbate – the Science of Vitamin C*）一书的作者史蒂夫·希奇（Steve Hickey），对此持有不同的观点。

"在单次服用5 g维生素C后，我们从血液中检测出了0.25 mM的维生素C；在服用36 g脂质体维生素C后，从血液中检测出的维生素C浓度高达0.42 mM。看上去你可以维持0.4 mM甚至是0.5 mM的维生素C浓度，只要你一直服用大剂量的维生素C。"这是个好消息，因为实际上我们需要依靠医生来静脉注射维生素C，而目前即使是ICU里危在旦夕的病毒感染患者，也没能接受这种治疗。你将会在第九章中了解到，一杯含有10 g维生素C的饮品实际上能使你血液中维生素C的浓度高于你通过静脉注射维生素C获得的浓度，持续的时间大约是半小时。这种"满负荷"剂量对于那些危重症患者来说可能是非常有帮助的，尽管患者可能会出现肠胃反应。

问：难道不会直接将维生素C通过尿液排出体外吗？

我问过莱纳斯·鲍林同样的问题。他是这样回答的：

"有证据表明这不是真的。我在20多年前看到过类似的说法，并决定去检验一下。我每天服用10 g维生素C，并收集自己24小时内的尿液样本，还亲自分析其中维生素C的含量。与预期的尿液中会含有将近10 g被排出体外的维生素C不同，我发现尿液中维生素C的含量仅有1.5 g，是我在这次试验中所服用剂量的15%，因此这种说法是不对的。当然，有些进入人体的维生素C以抗坏血酸盐的形式留在了肠道内容物中，并没有进入血液循环中，这个量大约是服用剂量的1/3。

"这对保护肠道免受癌症侵袭是有好处的，因为维生素C破坏了粪便中的致癌物质。同时，维生素C的通便作用可以使水分进入肠道，使粪便的体积增大、表面积减小，从而加快了排泄过程。

"剩下的维生素C也许还有2/3吧，或者以我服用的10 g剂量来算，还有6.5 g进入血液循环中，但只有1.5 g通过尿液被排出体外。那么我们要问，还有5 g去哪儿了呢？我能很肯定地回答你，事实上我们也有直接的实验证据证明维生素C会很快地转化为其他物质（氧化产物等）。经证实，这些物质的抗癌效果比维生素C本身的还要更胜一筹。因此，如果你服用了大剂量的维生素C，你的体内会产生大量的这类物质。我们正在研究它们的作用，而且已经研究15年了。"

在排泄研究中存在一个巨大的盲点，那就是有多少维生素C是以脱氢抗坏血酸的形式被排出体外的。维生素C在极小剂量（每天低于100 mg，血浆中的浓度大约不到40 μmol/L）时，肾脏会重新吸收维生素C以避免败血症的发生，随后维生素C被氧化成脱氢抗坏血酸盐，再被还原成抗坏血酸盐（也可预防败血症）。人体会消耗能量来维持基本的维生素C水平，并对维生素C加以循环利用，以预防疾病发生。这就是你不会立刻得败血症的原因，你的身体会尽可能地循环利用维生素C。

当剂量增大，超过预防败血症所需的基本的维生素C水平后，每个抗坏血酸分子可以为人体提供2个具有抗氧化作用的电子，清除有害氧化剂，形成脱氢抗坏血酸盐。后者又可以被转化成抗坏血酸，然后重复这一过程。不过这需要消耗能量。最终抗坏血酸盐以及脱氢抗坏血酸盐会进入尿液，被排出体外。人体吸收的和排出体外的抗坏血酸盐之间的差值可以用来测量维生素C对人体贡献的抗氧化潜力。

如此一来，大剂量维生素C的排泄也成为有利机制的一部分。人体不需要消耗能量来产生具有抗氧化作用的电子，因为可以从大剂量的补充剂中"不劳而获"。大剂量维生素C的另一项优势在于它通过尿液排出，保护了膀胱和尿道。

问：维生素C会使人腹泻吗？

是的，大剂量维生素C确实会使你腹泻，或者更准确地说，会通便，因为排出的是质量较轻、体积较大的粪便，并非像腹泻那样排出的是液体。这很像可溶性纤维，有助于粪便吸收更多水分。我们的身体每天向消化道输送8 L水，从肠道中多排出一点儿水不会造成什么大问题，不过以防万一，请你确保每天至少饮用8杯水或热饮。换句话说，请确保你不会因为服用大剂量维生素C而脱水。我们还未完全清楚造成这种现象的原因究竟是什么，但腹泻有可能是因为水潴留或渗透压的增加导致的。这也是硫酸镁（泻盐）可以用作通便剂的原因。其他的症状还包括胃肠胀气和轻微的不适，但在减小维生素C剂量后这些症状就会自行消失。从这个角度来说，每个人能承受的维生素C剂量都不相同。

许多在使用大剂量维生素C方面经验丰富的医生都推荐将剂量增大到"肠道耐受"的水平——换句话说，找到会使你腹泻的最大剂量，随后逐渐减小剂量直至腹泻症状消失。每个人对维生素C的敏感度不一样，当我身体健康时，我可以"承受"高达每天 5 g 的剂量，但我也知道有些人仅仅服用 1 g 就会出现腹泻症状。假如我正在与病毒感染（如流感）作斗争，我可以承受每天 20 g 的剂量。我见过与病魔抗争的患者可以承受每天 40 g 的剂量而没有过度腹泻的症状。因此，假如你面对的是烈性病毒，那么你最好多吃点儿维生素 C，即使这意味着你得多跑几次洗手间。

问：脂质体维生素 C 或酯化维生素 C（Ester-C® vitamin C）效果更好吗？

脂质体维生素 C 是指包裹在脂质微囊中的维生素 C，这种维生素 C 能更有效地进入血液中。但事实是否如此呢？在一项研究中，志愿者被分为 3 组，第一组服用 4 g 维生素 C，第二组服用 4 g 脂质体维生素 C，第三组接受静脉注射 4 g 维生素 C。研究人员每小时检测一次志愿者血浆中维生素 C 的浓度，持续检测 4 小时[48]。结果见图 3、图 4。图 3 显示，静脉注射维生素 C 能使血浆中维生素 C 的浓度迅速升高，远高于口服普通维生素 C 或脂质体维生素 C 后的浓度。图 4 对细节进行了放大，显示出与普通维生素 C 相比，脂质体维生素 C 在血浆中的浓度有小幅但显著的升高。通过计算曲线下面积或 4 小时内的平均浓度可知，口服的普通维生素 C 的吸收率为 7.6 mg/（dL·h），而口服的包裹在脂质微囊中的维生素 C 的吸收率达到了 10.3 mg/（dL·h），相当于多吸收了 26% 的维生素 C。由于脂质体维生素 C 的价格是普通维生素 C 的两倍，因此你可以选择便宜的那种，不过要多吃 26%。

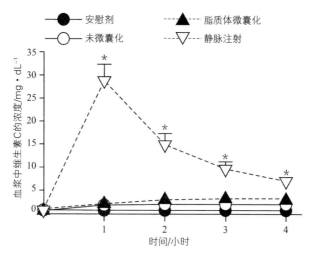

图3 口服脂质体维生素C（脂质体微囊化）或普通维生素C（未微囊化）后血浆中维生素C的浓度与静脉注射维生素C后的对比

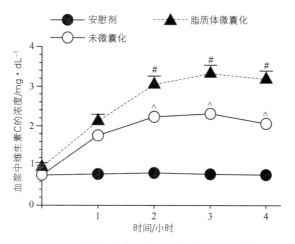

图4 口服脂质体维生素C（脂质体微囊化）或普通维生素C（未微囊化）后血浆中维生素C的浓度[48]

脂质体维生素C还具有一项理论上的优势，即肠道对其耐受的剂量可能更大，不过这还需要经过临床试验的验证。如果这是真的，假如你的目的是使血液中维生素C的浓度达到极高的水平，那么从经济学角度考虑，你最好先服用肠道耐受剂量的普通维生素C，然后叠加服用脂质体维生素C。

酯化维生素C中主要含有抗坏血酸钙，还有少量的维生素C代谢产物、脱氢抗坏血酸（氧化的抗坏血酸）、苏糖酸钙（calcium thre-onate），以及痕量的木糖酸盐（xylonate）和来苏糖酸盐（lyxonate）。莱纳斯·鲍林十分严厉地批评了酯化维生素C所宣传的功效，这里我引用了莱纳斯·鲍林研究所的评论："在他们的论文中，生产商宣称维生素C的代谢产物，尤其是苏糖酸盐，可以增加产品中维生素C的生物利用度。他们还表示已进行过临床研究，结果显示酯化维生素C可以增加维生素C的生物利用度。但这项研究并未在同行评审的杂志上发表。在一项已发表的小规模研究中，研究人员对8位女性和1位男性体内的维生素C的生物利用度进行了比较分析，结果发现酯化维生素C在吸收和尿液排泄方面与市面上随处可见的维生素C片没有任何差异[49]。"

其他关于维生素C的谣传还包括"天然"维生素C，比如从玫瑰果中提取出来的维生素C，要优于实验室里从葡萄糖人工转化而来的合成维生素C。天然的和合成的L-抗坏血酸在化学结构上是一致的，在生物活性上也不存在已知的差别。所谓的人工合成的维生素C，是用和动物合成维生素C一样的方式生产出来的——都是从葡萄糖转化而来的，只不过不是通过动物的新陈代谢合成的，而是在实验室里合成的罢了。

问：生物类黄酮会增强维生素 C 的效果吗？

生物类黄酮存在于富含维生素 C 的植物中。这里再次引用莱纳斯·鲍林研究所的评论："从 10 项研究维生素 C 吸收的临床试验结果来看，单独服用维生素 C 或将维生素 C 与含有类黄酮的食物同服，并不会使维生素 C 的生物利用度出现明显的差异。仅有一项只有 5 位男性和 3 位女性受试者参与的研究结果显示，将 500 mg 人工合成的维生素 C 混入含有生物类黄酮、蛋白质和碳水化合物的天然柑橘提取物中，服用后可以使维生素 C 的吸收速度减缓，使维生素 C 的生物利用度（基于血浆中维生素 C 的浓度）比单独服用人工合成的维生素 C 时提高了 35%[50]……总之，类黄酮对维生素 C 的生物利用度的影响似乎是可以忽略不计的。"然而，在其他方面，生物类黄酮对你是有益的，尤其是黑接骨木果，你将会在下一章中了解到相关内容。

问：抗坏血酸是否会过酸？抗坏血酸盐怎么样？

维生素 C 有两种形式——抗坏血酸和抗坏血酸盐，抗坏血酸盐有时也被称为"缓冲"维生素 C。抗坏血酸是酸性的，而抗坏血酸盐则是碱性的。酸性或碱性是以 pH 来区分的。pH 为 7 表示中性，小于 7 表示酸性，大于 7 表示碱性。有些人声称或发现，相对于抗坏血酸，他们对抗坏血酸盐的耐受度更好。这种说法并无事实依据，归根结底只是基于个人的经历罢了。

许多人错误地认为所有酸性的东西都是不好的。尽管血液中酸度的持续升高确实与许多疾病有关，但人体对血液 pH 的调控是非常精密的，其中一种方式是通过从骨头中释放钙来调控血液酸碱度，因此长期摄入过酸的食物（高蛋白饮食富含氨基酸）可能导致骨质流失。

不过，人体本身是弱酸性的，这对人体有一定的保护作用。皮肤的 pH 为 5.5，胃的 pH 在 4～6 之间，这样的酸度有助于杀灭有害的微生物。抗坏血酸的 pH 为 2，因此如果将抗坏血酸与食物同食，可能会使胃的 pH 略微下降一点儿。但在消化蛋白时，胃的 pH 通常会下降到 2。胃的酸度增加可以延长消化时间，降低食物的血糖负荷，从而减轻饥饿感。吃饭时往沙拉酱中挤柠檬汁（柠檬酸）或加醋（醋酸）就会产生这种效果。

以抗坏血酸盐形式存在的维生素 C 的 pH 平均在 7～8 之间，因此在服用大剂量的抗坏血酸盐时，最好用橙汁或加了一茶匙苹果醋的水送服，以帮助吸收。抗坏血酸盐的碱性主要源自与抗坏血酸结合的"碱性"矿物质——通常包括钙、钠、钾或镁。

令人相当震惊的是，当我最近研究各个抗坏血酸盐的供货商时，我发现这些所谓的矿物质抗坏血酸盐根本不是真正的抗坏血酸盐，而是"松散的"矿物质加上抗坏血酸。这种挂羊头卖狗肉的做法，让人怀疑许多标榜能提供人体所需抗坏血酸盐的补充剂是否名副其实。

此外，许多市售的维生素C粉末中有高达50%的成分是糖。糖被用来掩盖产品的苦味，但糖能滋生许多感染原，因此假如你服用大剂量维生素C的目的是抑制感染，那么你要避免服用此类产品。如果你需要改善维生素C的苦涩口感，那么你可以添加一些有益的成分，比如纯蓝莓浓缩汁或蒙特莫伦西樱桃（Montmorency cherry）浓缩汁，直到你可以接受为止。我推荐你将维生素C粉末、蓝莓浓缩汁与1～2 L水混合，以供全天饮用。

我喜欢名副其实的抗坏血酸盐，有以下3个原因。首先，它可以同时补充必要的矿物质和维生素C，节省补充剂的空间。我的综合维生素里用的也是抗坏血酸盐。其次，抗坏血酸有助于矿物质的吸收。最后，碱性的抗坏血酸盐可以"缓冲"纯抗坏血酸的酸度。

大剂量、高纯度的抗坏血酸盐的缺点在于，为了利于吸收，消化系统需要释放大量胃酸才能使它的pH降到7以下。如多次服用，则吸收会变得越来越困难。这就是当我们使用大剂量维生素C治疗急性呼吸窘迫时，抗坏血酸的效果优于抗坏血酸盐的原因。我会在第九章中对此进行详细说明。

然而，如果你每天服用大剂量的抗坏血酸盐，那么需要注意的是你同时摄入了多少钠、钾、钙、镁、锰或锌。这些矿物质各有益处，但在大剂量下也可能存在副作用。大剂量的抗坏血酸钠会增加钠（盐）负荷，这对高血压患者是不利的。不过，你无法将抗坏血酸直接注射进血液，因为它太酸了。大部分静脉注射用的维生素C都是抗坏血酸钠。

尽管锌和镁是最常见的人体所缺乏的矿物质，对增强免疫力具有积极的效果，但如果你每天服用非常大剂量的抗坏血酸盐，那么请确保你短期内摄入的锌不超过 50 mg，锰不超过 20 mg，镁不超过 500 mg。

我们的饮食中富含钾（一杯豆子可以提供 1 000 mg，一个牛油果可以提供 700 mg），它还具有抗癌作用。因此，我偏好使用抗坏血酸和抗坏血酸盐（含钾、镁、锰和锌）的混合物。

尽管我非常喜爱抗坏血酸盐，但它在清除氧化剂和被人体循环利用方面不如抗坏血酸。在第九章介绍使用极大剂量维生素 C 治疗呼吸窘迫时，我会对此进行深入探讨。如果你确实需要服用大剂量的抗坏血酸盐，请将它与酸性物质，比如橙汁或稀释的苹果醋同服，以使它酸化，这样你的身体就不需要费很大力气去产生胃酸了。这也是大自然将维生素 C 置于柑橘类水果中的原因。

问：维生素 C 会导致肾结石吗？如果患有肾病，在服用维生素 C 时是否需要特别注意？

人们曾经有过这样的顾虑：服用过多维生素 C 可能增加草酸的含量，从而加重肾脏负担，导致肾结石。早期实验结果显示，维生素 C 的确会导致草酸含量升高，但后来发现这是由于错误的研究设计造成的。尿液中增多的草酸，实际上是由经尿液排出并于分析开始前在试管中发生了化学反应的抗坏血酸转化而来的。

这一发现在几年前被开普敦大学肾结石研究实验室的研究证实

了。他们进行了一项对照试验，让10位志愿者每天口服4 g维生素C，连续服用5天。在试验开始前、试验中和试验结束后收集志愿者的尿液（24小时内）样本。与之前的研究不同，他们在尿样收集试管中加入了防腐剂，以阻止维生素C转化为草酸的反应的发生。之前的研究没注意到这个细节，因此错误地得出了尿液中草酸含量过高的结论。

研究人员严谨地分析了这些尿液样本，测试了一系列独立的物理化学风险因子。这些因子都是密切反映肾结石形成风险的指标。研究结果显示，这些风险因子没有发生显著变化。

他们得出的结论是，服用大剂量的维生素C不会增加患肾结石的风险。这项研究发表于1998年[51]。

我曾经问过该研究的作者之一，肾结石领域的世界级顶尖专家之一，开普敦大学的艾伦·罗杰斯（Allen Rodgers）教授，服用维生素C是否会导致肾结石。他回答道："答案很简单，不会。"在这项研究的基础之上，英国食品标准局（Food Standards Agency）的官方态度是，维生素C不会增加患肾结石的风险。

针对服用维生素C补充剂人群的肾结石发病率的长期研究结果是模棱两可的。有些研究提示男性，而非女性，患肾结石的风险有所增加，但并不是所有的研究都得出了这一结论[52]。对绝大多数通过在短期内服用大剂量维生素C来治疗感冒或流感的人而言，出现任何问题的可能性都微乎其微。

但如果是患肾病或有钙化肾结石病史的人，我不会排除这种可能性。一项针对此类个体的研究表明，连续8天服用超大剂量的维生素C的确"使该个体体内的抗坏血酸盐通过新陈代谢转化为草酸盐的比例升高，（并）造成了一定程度的高草酸尿和结晶尿，后者表现为血尿[53]"。我强烈敦促那些患活跃的肾结石病或无法控制的糖尿病患者在使用大剂量维生素C的时候要特别注意，因为许多糖尿病患者都伴有肾功能减退，尤其是那些曾经出现过糖尿病酮症酸中毒的人，更应谨慎使用大剂量维生素C。不过，除了这一顾虑，维生素C实际上有助于控制糖尿病、改善血糖［请参考我的另一本书，由皮亚特克斯出版社（Piatkus）出版的《向糖尿病说不》（*Say No to Diabetes*）］。假如你属于这类人群，请咨询你的医生，希望他们能坚持医学观察。

我会在第九章中说明静脉注射维生素C治疗病毒感染的安全性。

问：使用维生素C还有什么其他的注意事项吗？它和别的药物会互相干扰吗？

有一种罕见遗传病，名为葡萄糖-6-磷酸脱氢酶缺乏症。该病患者在服用大剂量维生素C时需要特别注意。这种疾病可以通过血液检测轻易地诊断出来。

维生素C与其他药物没有显著的相互作用，不过它的确可以削弱一些药物的药性，比如它可以使苯丙胺类药物（amphetamines）的效果打点儿折扣。你可以在这个网页上找到与维生素C存在中等相互作用风险的药物名单（https://www.drugs.com/drug-interactions/ascorbic-acid,vitamin-c-index.html）。请查看你正在服用的药物是否名列其中。列表上的药物与维生素C之间都不存在明显的相互作用。维生素C还会增强甲状腺素的功能[54]，对心血管系统也有相当大的益处[55]。因此，患相关疾病的人如果需要长期服用维生素C，那么其医生需要把维生素C的作用也考虑在内。长期服用维生素C会给我们带来无法忽视的益处。

第四章

黑接骨木果可抑制病毒

你可能注意到了，在上一章提到的众多增强人体免疫力、抵抗病毒的重要作用中，有一种是维生素C不具备的，那就是抑制血凝素——病毒表面的刺突。而血凝素能帮助病毒进入你的细胞。

幸运的是，有一种与维生素C一样天然存在且无毒、无害的东西可以抑制血凝素，那就是黑接骨木（*Sambucus nigra*）的果实（即黑接骨木果）。所有浆果都对免疫系统非常有益，因为它们富含抗氧化物质，如维生素C、花青素。在黑莓和蓝莓中，花青素的含量尤其丰富。但黑接骨木果还有一种特性，这一特性是由病毒学家玛德琳·芒姆考格鲁（Madeleine Mumcuoglu）博士发现的。她与让·林德曼（Jean Linderman）博士一同工作，后者在1957年首次发现了干扰素。

病毒若想获得控制权，首先得进入人体细胞。病毒可以通过利用其表面由血凝素形成的细小刺突在人体细胞膜上打孔来实现这一点。"病毒的刺突上覆盖着一种名为神经氨酸酶的蛋白质，它可以破坏细胞膜，"芒姆考格鲁博士说，"接骨木果可以抑制这种酶的活性。我猜测，我们会发现接骨木果还可以通过其他方式抑制病毒。"病毒可以利用神经氨酸酶离开已感染的细胞，进而去感染新的细胞。这正是维生素C（一种天然的神经氨酸酶抑制剂）以及奥司他韦等药物经常作为流感大暴发时的推荐用药的原因。

芒姆考格鲁博士的研究团队已证实，接骨木果提取物可以削弱血凝素的功能，从而抑制众多类型的人流感病毒的复制。

随后，他们充分利用以色列流感暴发的机会进行了一项双盲随机对照试验。研究对象为一组在1993年巴拿马系乙型流感（influenza B/Panama）盛行时生活在农业社区（基布兹①）的人。

　　研究结果显示，接骨木果治疗组中93%的患者的症状（包括发热）在2天内出现了明显的好转，而对照组中92%的患者的症状在6天内出现了好转。接骨木果治疗组中将近90%的患者在2～3天内彻底痊愈，而对照组中的患者至少需要6天才能痊愈。因此，接骨木果提取物将康复时间缩短了一半。这项研究发表在《替代和补充医学杂志》（*Journal of Alternative and Complementary Medicine*）上。同时，他们还发现，有20%的患者的症状（包括发热、咳嗽、肌肉疼痛）在24小时内好转，到48小时，症状有所好转的患者比例进一步上升到了73%[1]。

　　1999—2000年的流感季，另一项临床研究在挪威进行。有60位在过去48小时内受到类似流感症状困扰的患者报名参加了这一项双盲随机对照试验，他们的年龄在18～54岁之间。研究者安排患者每天服用4次接骨木果提取物或糖浆安慰剂，每次15 mL，连续服用5天，并记录他们的症状变化。服用接骨木果提取物的患者，其症状出现缓解的时间平均要比服用安慰剂的对照组患者早4天，所使用的治疗药物也明显少于对照组[2]。

　　此后，其他研究也得出了类似的结果。2019年发表的一项小型研究综合分析了180位受试者的数据，得出了如下结论：经证实，补

――――――――――――

　　① kibbutz，以色列的一种集体社区。

充黑接骨木果提取物确实可以减轻上呼吸道症状 [3]。

最新的一项研究，旨在探索感冒持续时间与长途旅行之间的相关性。这项研究采用双盲随机对照试验，向312位从澳大利亚飞往海外其他目的地的经济舱乘客提供安慰剂或接骨木果提取物，并记录此后乘客中的感冒病例、感冒的持续时间以及症状。大多数感冒病例出现在服用安慰剂的对照组（对照组：服用接骨木果提取物组 = 17个：12个），然而两组的差异并不显著。对照组总的感冒持续时间明显较长（对照组：服用接骨木果提取物组 = 117天：57天），同时平均症状评估得分也高出一截，这提示服用接骨木果提取物可以显著缩短航空旅客的感冒持续时间，并有效缓解感冒症状 [4]。

黑接骨木果是如何起作用的

不过，黑接骨木果提取物究竟是如何发挥作用的呢？在一项研究中，那些服用了黑接骨木果提取物①的人体内的流感病毒抗体水平显著高于对照组。抗体是人体的早期警报系统，负责通知免疫系统攻击入侵者。这就是在症状出现后尽快补充合适的营养素与等一两天才行动的结果完全不同的原因。

研究人员随即用黑接骨木果提取物处理从12位健康志愿者身上提取出来的免疫细胞，通过检测细胞变化深入研究黑接骨木果提取

---

① 研究中使用的黑接骨木果提取物是澳大利亚品牌Sambucol的产品。

物增强免疫力的效果。当识别到入侵者时，免疫系统会分泌出炎性细胞因子（作为应对机制的一部分）。

在后续研究中，研究人员发现黑接骨木果提取物能使人细胞中的炎性细胞因子，包括白介素-1β（IL-1β）、肿瘤坏死因子-α（TNF-α）、白介素-6（IL-6）、白介素-8（IL-8）等的表达量显著增加（增加2～45倍），其中TNF-α的表达量增加得最为明显（增加44.9倍）。这意味着黑接骨木果提取物除了有抗病毒的作用外，还可以激活健康的免疫系统，促进炎性细胞因子的表达[5]。作者的结论如下：黑接骨木果提取物有利于免疫系统的激活，也有利于加快健康人群或各种疾病患者体内的炎症反应过程。这对感冒患者可能是利好消息，但在患者出现急性呼吸窘迫综合征时，我会特别注意，因为这种症状可能是由免疫系统过度应答所引起的细胞因子风暴造成的，能否使用黑接骨木果提取物还有待进一步研究。我已向Sambucol询问有关事宜，但尚未得到答复。

2019年，伊朗学者测试了不同浓度的接骨木果提取物对被感染的细胞的作用，发现被感染的细胞的病毒载量显著降低，这提示接骨木果提取物可能影响病毒进入细胞或抑制病毒的释放[6]。不过，只有大剂量（80 μg/mL，在细胞内达到饱和状态）的接骨木果提取物才能产生这种效果，而较小剂量（40 μg/mL）的则没有这种效果。因此，和服用维生素C时一样，你需要服用合适的剂量，并应及早（在症状刚刚出现时）服用。

另一组科学家对接骨木果提取物的抗病毒作用进行了更深入的

研究。他们以感染了H1N1或猪流感病毒的细胞为实验模型，对接骨木果提取物与常规抗病毒处方药的抗病毒作用进行了比较。人们认为这种类型的病毒是1918年西班牙流感大流行的元凶。接骨木果提取物可以抑制病毒，其效果优于已知具有抗流感病毒作用的奥司他韦和金刚烷胺[7]。日本学者以感染了H1N1的细胞和小鼠为实验对象，进一步发现接骨木果汁有利于刺激免疫应答、预防病毒感染，而且其在小鼠中产生的效果要优于细胞实验[8]。

和维生素C一样，接骨木果提取物也有助于抑制细菌感染。在一项实验室研究中，研究人员将与呼吸道感染相关的病原菌，如链球菌（*Streptococcus*）暴露于接骨木果提取物之中，发现接骨木果提取物可以有效抑制病原菌的生长[9]。维生素C也有同样的作用。这是个好消息，因为继发性呼吸道和鼻窦细菌感染是常见的流感并发症。

关于接骨木果提取物的研究还处于起步阶段，但到目前为止，所有迹象都提示接骨木果提取物有利于人类健康。和维生素C一样，接骨木果提取物在支持和增强人体免疫力方面似乎有许多益处，而其不良反应还尚未见报。平心而论，我们需要进行更多随机对照试验，以观察接骨木果提取物对感冒和流感患者的治疗作用，但这进行起来很不容易，也很难得到资金支持，除非你要测试的是可申请专利的药物。

不过，我的确有一个顾虑。有些研究显示，接骨木果提取物可以增强人体的固有免疫力，这意味着我们的免疫细胞可以接二连三地释放出炎性细胞因子（尤其是TNF-α）来消灭病毒。这在感染早期对人体是有利的，也是抵御病毒入侵的一道防线。但当一个人的免疫系统进入"过度活跃"的状态，即出现所谓的细胞因子风暴（这种情况会出现在严重流感病毒感染及COVID-19的后期）时，服用接骨木果提取物可能适得其反。出于这种考虑，我会建议出现呼吸窘迫的患者谨慎使用大剂量的接骨木果提取物，就像我们在第九章中所讨论的那样。人们认为接骨木果提取物中使免疫系统出现过激反应的物质是多糖，而并非花青素，因为后者只是作为抗氧化剂存在的。我们需要更多的研究来证实这一点，如果这是真的，我也不建议自身免疫性疾病患者服用接骨木果提取物。

黑接骨木果的有效剂量是多少

如果是Sambucol黑接骨木果糖浆，我们日常所需的剂量为一次5（1茶匙）～15 mL（1汤匙），每天服用2～4次。Sambucol推荐的保健剂量为每天2茶匙（10 mL），推荐的出现感染时的剂量为每次2茶匙，每天服用4次。在前文提到过的临床研究中，受试者服用了4次（每次15 mL）。10 mL Sambucol黑接骨木果糖浆中含有3.8 g黑接骨木果提取物。假如每天服用4次，那一共摄入约15 g黑接骨木果提取物。

不过，你在选择黑接骨木果提取物时需要小心，因为产品的品牌不同，其活性成分的浓度可能有所不同。通常，活性成分的浓度用总类黄酮的比例来表示。黑接骨木果中含有大约1%的类黄酮，这是一个很好的质量衡量指标。浓缩了活性成分的黑接骨木果提取物的产品说明上通常会显示类黄酮的比例，但我在Sambucol的产品说明上没有找到类黄酮的比例。

通常，我建议大家不要购买类黄酮比例在4%以下的产品，假如你已经购买了，那么请增大服用的剂量。有些维生素C补充剂中还含有黑接骨木果提取物。比方说，如果1 g维生素C片含有50 mg黑接骨木果提取物，且你在24小时内服用了24片（即24 g维生素C），那么你其实同时服用了1 200 mg黑接骨木果提取物——相当于3 mL Sambucol黑接骨木果糖浆中黑接骨木提取物的量（这个估值可能偏低了——黑接骨木果含有大约1%的类黄酮，因此类黄酮比例为4%的提取物中的类黄酮含量是天然黑接骨木果的4倍）。当然，假如你有获取黑接骨木果干的渠道，你也可以自己制作黑接骨木果提取物。制作方法如下：

（1）在一口大的深煮锅中加入4杯纯净水或过滤水，再放入2杯接骨木果干。

（2）把水烧开，转小火，开盖炖煮30～40分钟，不时搅拌一下。

（3）关火，于室温下放置1小时。将混合物倒入一个带有筛子、细布或粗棉布的容器中过滤，保留汁液。

（4）等待汁液冷却，然后边搅拌边加入1杯蜂蜜或龙舌兰糖浆，制成糖浆。

（5）把糖浆倒入一个灭菌处理过的容器中，之后密封保存在冰箱中。保质期可达3个月。

第五章

关于冬天、阳光和维生素D的故事

就感冒和流感而言，冬季是个"雪上加霜"的时节，因为冬季会出现许多可能使你患病风险增加的因素。当然，这也取决于你住在哪儿，因为一般以纬度划分温度带。世界上存在一片冬季低温的高危区，我所在的英国就处于高危区内，而赤道地区则相对安全。

那些会使你患感冒和流感的风险增加的因素包括：

紫外线辐射——继而会影响维生素D的水平。

温度——病毒无法在30℃以上长期存活。

湿度——冬季的湿度变化适宜病毒生存。

这3个是主要因素。由爱沙尼亚、芬兰、拉脱维亚、立陶宛、挪威和瑞士的流行病学家、医生和学者组成的"北方流感"联合会（the "NorthernFlu" consortium）研究了这些因素对一系列病毒造成的影响，发现病毒与温度的相关性为51%，与紫外线辐射的相关性为39%，与湿度的相关性为26%（100%为完全相关）[1]。

此外，还有其他潜在的影响因子，如：

密切接触——冬季我们大部分时间都待在室内，与他人存在密切接触。

较低的维生素C水平——冬季我们摄取的蔬果量容易不足，此外，冬季蔬果中的维生素C和其他营养物质的含量也相对较低。

因寒冷而产生的压力——这本身就会减弱人体的免疫力，刺激黏膜收缩。

缺乏运动——运动量越大，因流感致死的风险也越低。不运动会使死亡率上升近8.5%[2]，不过有一点我们很难弄明白——这些不运动的人的死亡是否只是因为其健康状况本来就不太理想，而不是因为缺乏具有保护作用的运动。

学校是感冒和流感的易发地，儿童是感冒和流感的易感人群。一开始，孩子们最容易出现症状，然后他们会将病原体传播给父母——成年人，随后病原体又会被传播给祖父母——老年人。并非所有的流感都具有这种上行传播模式，但这种模式在流感中十分常见。

2月是流感最猖獗的时节，这与人体内的维生素D含量随着冬季的深入日益减少相关。假如将整个冬季里人体内的平均维生素D水平的变化曲线与流感发病率曲线进行对比，你会发现两者拟合得相当好，尤其是当维生素D水平处于低谷的时候。在我们开始介绍维生素D的相关研究结果，以及在感染前和感染期间应该如何优化体内的维生素D水平之前，让我们先来剖析一些别的问题。

温度和水分是如何影响流感的患病风险的

首先，温度和水分会影响病毒的存活时间。最近有项研究调查了各种病毒在不同温度下、不同质地（如木头、金属、塑料）表面上的存活时间[3]。结论是能感染人类的冠状病毒，在室温下可在无生命物体表面上存活长达9天，而在30℃（86℉）及以上环境中，冠状病毒的存活时间有所减少。举例来说，MERS-CoV在20℃下可存活48小时，在32℃下可存活8～24小时。有些病毒在4℃下可存活28天。冠状病毒在不同质地表面上的存活时间差异不大。这项研究的最终结果是，在冬季对会接触的物体表面进行消毒对于预防流感极为重要。

水分对病毒的影响更复杂一些。一项研究表明，病毒活性与相对湿度之间的关系并不固定，在相对湿度较低（20%）或较高（80%）时，病毒的存活率都明显高于在相对湿度适中（50%）时[4~6]。以伦敦为例，当地最高湿度约为80%，通常出现在11月到次年1月间；最低湿度约为60%，常见于4月至8月间。但这里有一点非常有趣。水分过多或过少都会抑制病毒的生存，然而在雨水形成前，冷空气携带的水分却较少，这与我们的直觉相反，当我们感觉天气较湿润，认为湿度较大的时候，空气其实较干燥。病毒会被空气中的水颗粒击落，因此干燥的空气有利于病毒的传播。夏季，气温更为炎热，水分悬浮在空气中，这使得病毒颗粒难以传播得更远。但由于我们待在室内的时间更长，并使用中央温控系统，因此室内的湿度是非常低的。这里需要特别指出，湿度高对鼻窦是有益的，而干燥的空气是有害的。我们呼吸时会对空气进行加湿处理，因此在卧室中放置一台加湿器对鼻窦是有好处的。

此外，当我们呼吸到冷空气时，鼻子中的血管会收缩，以减少热量散失，这使得我们的免疫细胞无法到达黏膜，也无法快速地杀灭病毒。

人们通过模拟空气湿度来预测流感风险峰值出现的时段，并获得了相当准确的结果[4~6]。乔治·萧伯纳（George Bernard Shaw）曾经说过："每个人都在抱怨天气，但从没有人为此做过什么。"这句话的意思是，你无法改变天气，除非在冬季去另一个阳光更充足的地方，但你可以在家里或学校里放置一台加湿器，这样可能有助于预防感冒和流感。

在热带地区，雨季通常是流感高发季节。这是为什么呢？我认为有3个可能的原因：①由于云层的覆盖，紫外线照射剂量减少；②阵雨实际上会暂时带来不那么湿润的空气，这有利于病毒传播；③雨季人们聚集于室内，社交接触增加。

总而言之，湿热环境对预防病毒最有效。此外，海边的空气环境中盐含量较高，这可能也有助于抑制病毒。

维生素D缺乏是流感暴发的驱动因素吗

越来越多的证据表明，维生素D缺乏是流感暴发的驱动因素。人体内的维生素D主要是由皮肤在接受阳光中的紫外线辐射后合成的。随着冬季的深入，人体内的维生素D逐渐减少，于2月达到最低值，而2月正是感冒和流感最猖獗的时节。缺乏维生素D的人群更易发生流感（如波及第一次世界大战士兵的西班牙流感，以及这次暴发的COVID-19）。据报道，中国人冬季血浆中维生素D的平均水平为35 nmol/L，这和英国人差不多，但实际上维生素D的水平应在75 nmol/L或30 ng/mL以上（美国检测报告中的维生素D含量以ng/mL为单位，将该含量值乘以2.5便可转换成英国以nmol/L为单位的含量值）。请注意，我们实际检测的是血液中类似激素形式的活性维生素D

（25-羟基维生素 D_3）的水平，而我会称之为维生素 D 血浓度。

有研究发现，全球性和非全球性的流感暴发都与紫外线辐射强度较弱和维生素 D 水平较低的时段有良好的相关性 [7, 8]。

从 10 月到次年 3 月，紫外线辐射强度不足以使人的皮肤产生足够的维生素 D，但由于我们的身体可以储存维生素 D，因而人体内的维生素 D 水平到次年一二月才会降至最低值。

这里有两个重要的问题：正常血液中维生素 D 的含量是多少？我们需要补充多少维生素 D 才能最大限度地免受感冒和流感的困扰？我们会通过讨论相关的调查和研究，循序渐进地给出这两个问题的答案。我非常欣赏大众健康①（Grassroots Health）正在进行的现场试验（field trial）。所有人都可以参加，并获得一个维生素 D 测试盒。每位参与者需要完成一份健康调查问卷，需要回答每天是否都有补充维生素 D，如果是的话补充的剂量是多少，以及摄取了哪些含有维生素 D 的食物。

在这里我要指出，与皮肤受到太阳光照射后合成的维生素 D 相比，从食物中所能获取的维生素 D 只是极小的一部分。相关部门正逐渐意识到维生素 D 的重要性——提高每日推荐膳食供给量，建议人们在冬季补充维生素 D；医生们也会建议大众检测维生素 D 血浓度。2007 年，我因为宣称"'假如你的饮食合理、营养均衡，那么

----

① 一个非营利的公共健康研究组织，致力于将关于维生素 D 的公共健康信息从研究转入实践。

你所需的所有维生素和矿物质就足够'这一说法是大错特错的"而受到英国广告标准局（Advertising Standards Authority）的斥责。那时我断言，在冬季人们无法获得足够的维生素 D。世事变迁，此一时，彼一时也。

到目前为止，总共有 12 605 人记录了自己的维生素 D 血浓度，大众健康也将这些参与者的维生素 D 血浓度与类似流感疾病患者进行了比较。维生素 D 血浓度较高（超过 150 nmol/L 或 60 ng/mL）的人患流感的风险降低了 43%。而一旦维生素 D 血浓度低于 100 nmol/L 或 40 ng/mL，患病风险就会上升。

了解你的维生素 D 血浓度是非常重要的，目前我的维生素 D 血浓度是 65 nmol/L。英国人的平均维生素 D 血浓度在冬季是 35 nmol/L，在夏季是 56 nmol/L。每 5 个成年人里就有 2 个成年人的维生素 D 血浓度低于 25 nmol/L [9]。

医学指南认为，所有维生素 D 血浓度低于 50 nmol/L 的人都需要进行矫正，维生素 D 血浓度低于 25 nmol/L 的人则被认为维生素 D 缺乏。一般认为维生素 D 血浓度为 75～100 nmol/L 是最佳水平，但又有许多研究建议，若想使患流感和其他相关疾病的风险降到最低，那么维生素 D 血浓度的最佳水平应为 100～150 nmol/L。

粗略估计，大约每 3 个人中就有 1 个人的维生素 D 血浓度过低，过低的维生素 D 血浓度可能使他患流感的风险翻倍。

已有足够的证据表明，低维生素 D 血浓度与慢性呼吸衰竭、流感大流行期间的死亡率以及肺炎之间存在相关性 [10]。

新型冠状病毒是一种包膜病毒。你可以认为包膜是一种隐形装置，使病毒更难以被发现和消灭。关于维生素 D 和流感的最新综述指出，维生素 D 血浓度与包膜病毒，包括登革热病毒、肝炎病毒、疱疹病毒、艾滋病病毒、流感病毒、呼吸道合胞病毒，以及轮状病毒等的感染之间存在负相关性，低维生素 D 血浓度与上呼吸道及肠道感染、肺炎、中耳炎、梭状芽孢杆菌感染、阴道炎、尿道感染、脓毒症、流感、登革热、乙肝、丙肝和艾滋病之间也存在相关性。

不过，充足的维生素 D 可以从两方面增加你阻击病毒的胜算。一方面是直接作用，维生素 D 能增强免疫功能，使你的免疫系统在病毒入侵时能做出更有效的应答。另一方面是间接作用，较高的维生素 D 血浓度意味着患多种疾病（包括心血管疾病、高血压、慢性阻塞性肺疾病、糖尿病和癌症）的风险都较低，而这些疾病和相关症状正是我们已知的流感致死的风险因素。

维生素 D 是如何帮助你提高免疫力的

维生素 D 从 3 个方面保护你免受感冒和流感困扰。

首先，它能强化细胞的物理屏障，或者说能强化细胞间的连接 [11~13]。这使得病毒难以通过眼睛、鼻子、肺和黏膜感染人体，也使得流感病毒很难引起肺炎。

其次，所有的免疫细胞表面都有维生素 D 受体 [14]，当维生素 D 与这些受体结合后，能在一定程度上通过产生抗病毒或抗微生物的肽来增强细胞的免疫功能。维生素D也可以通过减少细胞因子风暴来保护人体的天然免疫系统。我会在第九章中介绍细胞因子风暴，它是人体免疫系统应答过激的产物。脓毒症患者会出现细胞因子风暴，这可能会致命。人体固有免疫系统在应对病毒和细菌感染时能同时产生促炎性细胞因子和抗炎细胞因子，COVID-19患者在感染新型冠状病毒后也会同时产生这两类细胞因子[15]。维生素D可以减少可能有害的促炎性细胞因子的产生[16]。

最后，维生素D能促进人体的适应性免疫[17]及提高人体产生抗病毒抗体的能力。一旦病毒卷土重来，这一点就显得尤为重要。从逻辑上来说，维生素D也可以促进人体接种疫苗后的适应性免疫应答，但我不确定这是否已被研究证实。

补充维生素D会使结果大不相同的证据在哪儿

关于维生素D、感冒和流感，目前的情况是我们已经知道较低的维生素D血浓度意味着更高的流感相关疾病发病率和死亡率，而维生素D血浓度较高的人患病的风险和因病死亡的风险均较低。我们也了解了维生素D有助于优化免疫应答的几种机制，还知道了需要补充维生素D直到我们的维生素D血浓度迅速达到最佳水平（100 nmol/L左右），这样可使患病风险最小化（我马上会说到这一点）。这一水平也与其他相关疾病的最低患病风险相关，因此这是一个良性的"副作用"。

对于长期补充维生素 D 是否有助于降低感冒、流感的发病率及缓解症状，或短期内补充大剂量维生素 D 能否对流感相关疾病患者产生立竿见影的效果，我们还缺乏足够的大规模随机对照临床试验。

一些长期研究收集了过去 10 年的健康数据，其中也包括一组服用维生素 D 的受试者数据，但在大多数研究中，这一组的数据量都太少了，因而无法得出具有统计学意义的结论。不过，2019 年，研究人员整合了所有与维生素 D 相关的安慰剂对照试验的受试者数据，获得了 10 993 套个体数据。总体上来说，补充了维生素 D 的受试者患急性呼吸道疾病的风险降低了 12%，而那些起始维生素 D 血浓度低于 25 nmol/L 的受试者在补充维生素 D 后患病风险降低了 70%[18]。

有两项设计严谨的临床试验是以儿童为研究对象的。其中一项发表于 2018 年，分别给予 400 个婴儿小剂量（10 μg 或 400 IU）或大剂量（30 μg 或 1 200 IU）的维生素 D 补充剂，让这些婴儿连续补充 4 个月。在此期间，小剂量组出现了 78 例流感患儿，大剂量组出现了 43 例流感患儿，差异显著。此外，大剂量组的婴儿从发热、咳嗽、喘息等症状中恢复的速度也更快。研究人员得出了以下结论：大剂量维生素 D（1 200 IU）有助于预防季节性流感，且有证据表明它可以迅速缓解患者的症状、减少病毒载量，使患者早日康复。此外，大剂量维生素 D 对婴儿而言也可能是安全的[19]。

然而，加拿大的一项更早的临床试验结果却并非如此。与上述试验设计类似，这项临床试验分别给予 703 个 1～5 岁儿童小剂量

（10 μg 或 400 IU）和较大剂量（50 μg 或 2 000 IU）的维生素 D，让这些儿童连续服用至少 4 个月。通过检测冬季期间在家长协助下取得的这些儿童的鼻拭子，研究人员发现两组之间经实验室确诊的病毒性上呼吸道感染病例数并无差异[20]。

我会在第九章中详细讨论极大剂量维生素 D 的短期效果。

如何使维生素 D 血浓度达到最佳水平

总而言之，即使目前支持高维生素 D 血浓度可以降低患感冒和流感风险这一说法的证据并不十分确凿，但将维生素 D 血浓度的目标设定为上限至少为 100 nmol/L（40 ng/mL），下限应该高于 75 nmol/L（30 ng/mL），还是相当明智的。那么，我们应该怎么做才能使自己的维生素 D 血浓度达到最佳水平呢？

研究表明，每天摄入 20 μg（800 IU）维生素 D 可以使 97% 的成年人的维生素 D 血浓度上升到至少 50 nmol/L，大约 50% 的人的维生素 D 血浓度能达到 75 nmol/L。要使所有人的维生素 D 血浓度都达到 75 nmol/L，那么每人每天摄入的维生素 D 的量需要更大一点儿，即 40～50 μg（1 600～2 000 IU）[21, 22]。因此，看起来你每天需要摄入至少 20 μg，至多 50 μg 的维生素 D，以获得最佳的保护作用。

如果每周吃 3 次油脂含量较高的鱼类、6 个蛋，尽量每天将双臂、脸颊暴露在阳光下 30 分钟，你大约可以得到 15 μg 维生素 D。理论上，你每天需要补充 5～35 μg 维生素 D。假如肤色较深，你应该补充较大剂量的维生素D。然而，我对每天补充15 μg（600 IU）以下的维生素D的做法持谨慎态度。

让我们将以上这些理论数值代入实际生活中，以我为例。我肤色较浅，我每天会吃鱼和蛋（牛奶也含有一些维生素D，但我对奶制品过敏），每天分两次服用综合维生素，这可以补充15 μg（600 IU）维生素D（相当于推荐膳食供给量的3倍）。此外，2020年冬天，我有将近一个月的时间待在赤道附近地区。即使是这样，到2月底——通常这是维生素D血浓度最低的时候，我的维生素D血浓度也仅仅只有65 nmol/L。因此，每天补充15 μg维生素D对我来说是不够的。现在每到冬季，我每天会额外补充25 μg（1 000 IU）维生素D，这使得我冬季的维生素D补充剂量达到了每天40 μg。

由于人体可以储存维生素D，所以另一种提高其水平的方法是给予负荷剂量（loading dose）的维生素D。为了使维生素D血浓度达到75 nmol/L，科学家们研究了各种负荷剂量。在一项研究中，每周或每2周给予负荷剂量的维生素D，持续8周，维生素D的使用总量为2 500~5 000 μg（100 000~200 000 IU，这相当于每天使用45~89 μg维生素D），可以使维生素D血浓度达到至少75 nmol/L[23]。

还是以我为例子吧。假如我每天通过服用综合维生素补充了15 μg维生素D，此外每天又额外补充了25 μg维生素D，即每天补充了40 μg维生素D，持续8周就补充了2 240 μg维生素D。假如你的维生素D血浓度比我低得多的话，那么你可能需要加倍补充。你可以每天服用含有15 μg维生素D的综合维生素，每天再额外补充50 μg

维生素D，持续8周后重新检测你的维生素D血浓度。许多单一维生素D补充剂是以每片或每滴含25 μg维生素D的规格售卖的，因此补充50 μg维生素D就需要服用2片或2滴维生素D补充剂，一周就需要服用14片或14滴。

这么做是否更危险呢？在美国俄亥俄州辛辛那提的一家精神病院里进行的一项研究很好地解答了这一问题[24]。这项研究的参与者一半是黑人，一半是白人。患者每天服用125 μg（5 000 IU）或250 μg（10 000 IU）维生素D，且至少持续12个月。这是我推荐量的2～4倍。小剂量组（125 μg）患者的维生素D血浓度从60 nmol/L（24 ng/mL）上升至170 nmol/L（68 ng/mL），而大剂量组（250 μg）患者的维生素D血浓度从62 nmol/L（25 ng/mL）上升至240 nmol/L（96 ng/mL）。这都已经超过了人体所需的维生素D血浓度水平，但研究并未报道有任何不良反应或是由维生素D引起的高钙血症的病例。高钙血症是一种由维生素D过量造成的骨相关疾病。这一发现和大众健康现场试验的参与者的结果一致，他们长期每天服用250 μg维生素D，且并未汇报任何不良反应。

我给大家的建议是先检测自己的维生素D血浓度，并将目标设定为维生素D血浓度至少超过75 nmol/L，最好能超过100 nmol/L。

全年每天补充15 μg（600 IU）维生素D。假如你住在英国，从11月至次年3月（冬季时）每天再额外补充25 μg维生素D，或每周补充这一剂量的7倍。

若你不是严格的素食主义者，请选择从羊毛油脂中衍生出来的

动物性维生素 D_3，其效果优于由植物性食物合成的维生素 D_2。现在有些公司也开始出售植物性维生素 D_3 了。

非素食主义者可以多吃油脂含量较高的鱼类、蛋类以及乳制品，以获取维生素 D。

多进行户外活动，在条件允许的情况下将尽可能多的皮肤暴露于阳光下。如果是在酷热的夏季，请适量使用防晒霜。我使用的是一种含维生素 A 的防晒霜，这种防晒霜不会阻碍维生素 D 的合成，而全效防晒霜会阻碍维生素 D 的合成。如果你在出门晒太阳前涂抹了含维生素 A 的防晒霜，就可以有效预防晒伤，而且这种防晒霜也不会阻碍维生素 D 合成。

可以在冬季开始时或在实施维生素 D 补充计划 3 个月后检测一下你的维生素 D 血浓度，看看它是否达标。达标的要求是：即使没能达到 100 nmol/L，也至少需要超过 75 nmol/L。

第六章

氧化损伤与
抗氧化剂

"成也萧何，败也萧何"，我们的生死都与氧有关，我们的新陈代谢也是基于氧循环进行的。我们高效地通过氧化葡萄糖来产生能量，排出二氧化碳，我们细胞的能量工厂每天会产生大量学名叫作活性氧（reactive oxygen species，ROS）的废物氧化剂。不同的生活方式也会对此产生叠加影响，如抽一口香烟会释放1万亿个氧化剂分子。

在病毒感染人体的过程中，我们的免疫细胞和被感染的细胞都会产生大量的氧化剂。有时，不论入侵者是病毒还是癌细胞，我们的免疫细胞都会故意产生氧化剂，并将其作为攻击入侵者的子弹。氧化剂也有助于促进病毒复制。当这场免疫大战进行得如火如荼，事态持续升级时，我们开始出现所谓的氧化应激，并逐步将现有的抗氧化剂储备如维生素C消耗殆尽。不过，我们还有许多其他具有抗氧化作用的营养物质，可以支持免疫系统战胜并消灭病毒。因此，在受到病毒攻击时，你需要补充更多营养物质，并要尽快确保你已获取了足够的营养物质来降低被感染的风险，或在感染后能以最短的时间恢复健康。

人体必需的能提高免疫力的主要抗氧化剂包括：

维生素A——包括源自动物性食物的视黄醇，以及源自蔬菜的β-胡萝卜素。

维生素C——请参见第三章。

维生素E——这种脂溶性抗氧化剂可以与维生素C发挥协同作用。

锌——请参见第七章。

锰——请参见第七章。

硒——这种微量元素可以减慢病毒复制的速度并抑制病毒突变。

谷胱甘肽——可以提高人体免疫力，对维护身体健康十分重要，在病毒感染过程中会被消耗殆尽。

辅酶 Q10——流感会耗尽你体内的辅酶 Q10 [1]，因此应及时补充。

α-硫辛酸——参与维生素C循环。

花青素和白藜芦醇——可增强谷胱甘肽的功效。

王牌维生素

我们在第三章中非常详细地介绍了维生素C，并将在后面的第七章中具体讨论锌元素，因为它们具有非常重要的抗病毒作用。现在让我们来看看其他一些营养物质，就从另外两种维生素（维生素A、维生素E）说起吧。它们和维生素C组成了王牌维生素。

维生素A除了能帮助我们维持正常的免疫力外，对维持器官（如你的肺）黏膜的健康也尤为重要 [2]。这一点特别关键，因为鼻腔、咽喉和肺都有黏膜，黏膜屏障越强大，病毒入侵的概率就越低。许多感冒和流感相关病毒都瞄准了这些部位，而维生素A有助于黏膜的修复，并可以减轻疼痛。一项持续8周的针对接受疫苗注射且体内维生素A水平较低的男性的研究表明，补充维生素A还可以提高免疫力，促进干扰素的表达，刺激T细胞发挥功能 [3]。

　　和维生素 D 一样，维生素 A 储存于肝脏中。大部分综合维生素都含有维生素 A，最好的情况是同时含有视黄醇（既可以是源自动物的，也可以是人工合成供素食者服用的）和 β-胡萝卜素（源自蔬菜的，如胡萝卜就富含 β-胡萝卜素）。不是每个人都能够将 β-胡萝卜素转化成视黄醇，因此你的饮食和补充剂中最好能同时含有这两种形式的维生素 A。我补充的综合维生素中含有 1 500 μg（5 000 IU）视黄醇和 500 μg β-胡萝卜素。这足够应对感染，不过如果你患有肺炎或慢性阻塞性肺部疾病，增加维生素 A 的补充剂量至 6 000 μg（20 000 IU）左右肯定是有好处的。请注意，大剂量维生素 A 对胎儿是有害的，因此孕期补充维生素 A 时请不要超过 1 500 μg（5 000 IU）。

　　维生素 E 是脂溶性抗氧化剂，可以保护细胞膜。有研究表明，维生素 E 可预防多种感染性疾病，包括流感，并增强免疫系统的功能[4]。一项针对连续 6 年每天服用 50 mg 维生素 E 的男性吸烟者的研究发现，每天吸烟低于 20 支且坚持运动的人的肺炎发病率降低了69%，而每天吸烟超过 20 支且疏于运动的人的肺炎发病率降低了14%[5]。海鲜、坚果和种子类食物富含维生素 E 和硒。橄榄油中维生素 E 含量也较高。我的综合维生素中含有 91 mg 维生素 E，此外我还在我的复方抗氧化补充剂中额外添加了 85 mg 维生素 E。补充 100 mg 左右维生素 E 也许就足够了，现有研究还不足以证明在感染过程中增大维生素 E 的服用剂量会带来更多益处。维生素 E 可以与水溶性抗氧化剂维生素 C 发挥协同作用。

具有团队精神的抗氧化剂

我们要强调的第一点是，抗氧化剂具有非常好的团队意识，因为它们通常会协同作战，一同应对有害的氧化剂，以保障人体的安全。而且，你可以从图5中看到，辅酶Q10、β-胡萝卜素（源自蔬菜的维生素 A）、α-硫辛酸（有时也被称为 ALA）、花青素（使接骨木果和蓝莓呈蓝色的物质）以及白藜芦醇（在红葡萄中含量较高）可以有效地帮助其他抗氧化剂进行循环再利用。举个例子，当维生素 C（抗坏血酸）被氧化成已使用形式的脱氢抗坏血酸时，β-胡萝卜素和α-硫辛酸可以将脱氢抗坏血酸还原成抗坏血酸。还原型烟酰胺腺嘌呤二核苷酸（NADH）的前体——烟酰胺（维生素 B$_3$进入体内后转化而成的物质）也具有这种功能。

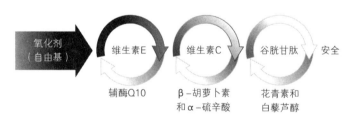

图5　具有团队精神的抗氧化剂

在这里我们就不过多讨论细节了，如果你同时摄入色彩丰富的食物，如黄色的姜黄、芥末，蓝色的蓝莓、接骨木果，紫色的甜菜根，绿色的羽衣甘蓝、西蓝花、芦笋和牛油果，橙色的冬南瓜和番薯，红色的番茄、西瓜、红椒、红芸豆、红扁豆，以及肉桂、黑巧克力，也许还可以再来一杯质量上乘的红葡萄酒，你就可以获得充足的具有抗氧化功能的各种营养物质。这些食物都具有较强的氧自由基吸收能力（ORAC），这是衡量抗氧化剂消灭有害氧化剂能力强弱的一种指标。

营养学家会告诉你应该吃水果而不是喝果汁，因为水果中的纤维不仅有利于消化，还能减缓糖分的释放速度。这是完全正确的，但我要说的是其中的两个特例，即蒙特莫伦西樱桃汁和蓝莓汁。

原因是这两者都有非常强的抗氧化作用，富含花青素，甚至可能有和黑接骨木果类似的功效（但缺乏研究证据支持）。然而，一项针对马拉松运动员的研究发现，跑完马拉松后，运动员经常发生上呼吸道感染。在跑马拉松前后分别给予他们安慰剂饮品或蒙特莫伦西樱桃汁①，接下来的48小时内，安慰剂组中的半数运动员都出现了上呼吸道感染，而服用蒙特莫伦西樱桃汁的运动员则无一感染[6]。这表明服用蒙特莫伦西樱桃汁可能是有帮助的，尤其是当你感冒时（热饮也很美味）。一小杯蒙特莫伦西樱桃汁（30 mL）的ORAC评分是最高评分之一（8 300分），相当于100多根胡萝卜的ORAC评分。

虽然你需要额外补充维生素C，因为它的最佳剂量为1～2 g（即1～2片），但如果你能通过一种全能抗氧化补充剂来补充上述提到的所有营养物质，那你的防护措施就做得很到位了。现在我已经50多

①研究中使用的蒙特莫伦西樱桃汁是澳大利亚品牌CherryActive的产品。

岁了，假如你年龄比我大，居住在污染严重的城市中，而且频繁运动（会产生氧化剂）或吸烟，那么你肯定需要补充抗氧化剂，以使氧化损伤最小化。

🦠 提高免疫力的抗氧化剂

不过，那些确实可以改善免疫系统功能（尤其是当免疫系统受到攻击时）的抗氧化剂，都与应对氧化剂的抗氧化酶有着最直接的关联，由此产生的氧化应激也会影响你的健康和恢复能力。

和其他任何营养物质一样，在应激条件下或病毒入侵时，你都会需要更多的抗氧化剂，其中最重要的3种抗氧化剂是：

超氧化物歧化酶——它的活性依赖于锌、铜和锰（请参见第七章）。

谷胱甘肽过氧化物酶——需要谷胱甘肽和硒的参与。

抗坏血酸——维生素C的一种形式（请参见第三章）。

我会在下一章有关锌的话题中讲到超氧化物歧化酶（也称SOD）。它的正常工作需依赖锌、铜和锰，但主要依赖于锌。就像你将看到的那样，在人体战胜感冒和流感的过程中，锌是一种关键营养元素。

谷胱甘肽——重要的抗氧化剂

谷胱甘肽是一种由3个氨基酸（半胱氨酸、甘氨酸和谷氨酸）组成的肽，它是所有细胞中最重要的抗氧化剂之一。检测红细胞中的谷胱甘肽水平是监测人体免疫力和抗氧化剂水平的最好方式之一。谷胱甘肽的抗氧化作用非常强，以至于假如你补充了谷胱甘肽，那么它可能在进入你细胞的过程中就消灭掉大量的氧化剂，因此没有谷胱甘肽能进入你的细胞。有些人转而倾向于补充N-乙酰半胱氨酸（NAC）——谷胱甘肽的前体，但很少有人知道，接骨木果、蓝莓、樱桃（尤其是蒙特莫伦西樱桃）、黑加仑和黑莓中的那些美妙的花青素可以使谷胱甘肽"重返工作岗位"。因此，我会同时服用维生素C，接骨木果、覆盆子的提取物，以及一种含有谷胱甘肽的抗氧化补充剂，将它们作为日常营养补充计划的一部分。假如你同时服用含有谷胱甘肽或N-乙酰半胱氨酸的抗氧化补充剂与一杯蓝莓汁，那么你会得到事半功倍的效果，这些补充剂的效用会得到数倍的提升，并在你生病时带来巨大的改变。

当你体内的T细胞被激活以消灭病毒时，它们会产生氧化剂，促使谷胱甘肽作为缓冲剂来中和快速积累的氧化剂，从而避免细胞损伤[7]。在研究了病毒入侵时谷胱甘肽对人体免疫系统所产生的作用后，免疫学专家这样说道：我们发现谷胱甘肽的主要功能并不是限制炎症范围，而是微调感染所引起的固有免疫应答[8]。最终，它有助于抑制病毒复制[9]。我每天补充50 mg谷胱甘肽，但在感染了病毒时，我会将补充剂量提高至原来的2～3倍，甚至500 mg。假如你补充的是N–乙酰半胱氨酸，那么你需要补充谷胱甘肽的2倍剂量，即300～1 000 mg。补充谷胱甘肽或N–乙酰半胱氨酸的同时，要记得服用维生素C和含有花青素的食物。

硒——小剂量、大作用的矿物质

硒与谷胱甘肽可以发挥协同作用，它们是关键的抗氧化酶——谷胱甘肽过氧化物酶（有时缩写为GPX）中的活力二人组。硒是一种微量元素，这意味着你只需要很少的量。我们每天需要的硒在50 μg左右，当病毒入侵时，硒的需求量可以达到200 μg。硒也是毒性最强的矿物质之一，因此每天的摄入量不能超过500 μg。

你可以将硒与维生素C对比。我们每天可以服用20 g甚至50 g维生素C，50 g是当人们出现严重呼吸窘迫时每天接受静脉滴注的剂量。在这种情况下，维生素C也是无毒的，但如果你口服这一剂量的维生素C，你肯定会出现腹泻的症状。

1 g等于1 000 000 μg，因此20 g等于20 000 000 μg。假如人体需要的硒最多为200 μg，那么这一需求量仅是维生素C的1/100 000，少到你也许都无法看见它——极少的一丁点儿。然而，就是这一丁点儿的矿物质，可以有效地减缓病毒复制的速度。

硒可以从3个方面发挥作用。首先，它可以帮助免疫系统抗击病毒，使免疫细胞如吞噬病毒的巨噬细胞正常工作[10]。其次，它可以帮助人体清除被感染的细胞和免疫细胞产生的氧化剂，从而有助于缓解症状。最后，也是最有意思的一点，它可以减缓病毒复制的速度，抑制病毒突变成新形式的病毒。人们通过病毒感染小鼠的动物实验发现，能引发肺炎类似症状的流感病毒在硒缺乏的小鼠中的毒性要强得多。

更有趣的却令人担忧的是，研究发现在硒缺乏的小鼠中病毒可以发生突变产生新的变体，而在正常小鼠中并没有出现这种情况。地球化学家米克朗·哈特希尔（Michalann Harthill）提出了一个很有说服力的说法，即艾滋病病毒、致死率较高的流感病毒 H5N1、H1N1 以及当前新型冠状病毒的出现可能源于硒缺乏的动物。由于土壤中硒含量较低，动物能获取的硒也较少，最初感染这些病毒的人体内的硒水平也较低[11]。污染也是其中的一个原因，酸雨使硒与土壤结合，令生物无法从中获取硒。硒不仅能抑制病毒复制，似乎也可以阻止病毒发生突变[12]。

已故的哈罗德·福斯特（Harold Foster）教授就非洲地区土壤中的硒含量与艾滋病发病率之间的关系给出了令人信服的解释。如西非的塞内加尔，在白垩纪和始新世早期处于干涸海洋中，由于土壤位于海平面下，因而其中的硒含量较高，该国的艾滋病发病率也较低，仅为 0.7%[13]。而在土壤硒含量最低的撒哈拉沙漠附近地区以及南非，艾滋病的发病率却高达 3%～20%[14]。当然，尽管这两者存在相关性，但我们很难证明其中的因果关系，因为还有其他影响因素。

这些致命的病毒毒株随后可以感染健康的正常人，他们对病毒的反应也受到体内硒水平的影响。有3项给受试者补充硒的研究都获得了阳性结果。第一项研究分别给予年龄超过65岁且接种了流感疫苗的患者100 μg硒（和20 mg锌一起），以及安慰剂。接受硒和锌的志愿者产生了更多抗体，提示疫苗的免疫效果更好，而且他们在接下来的2年中患呼吸道感染的次数也明显减少[15]。另一项研究给予接种了脊髓灰质炎疫苗的患者100 μg硒，发现由于T细胞免疫功能的增强，患者在接种疫苗后清除病毒的能力有所提高[16]。有两项研究给予艾滋病病毒阳性的患者200 μg硒，其中一项研究中的患者还同时补充了多种维生素，结果发现疾病的进展和T细胞数量的减少均有所减缓[17, 18]。一篇关于相关研究的综述总结道，补充硒元素可以延缓CD4阳性T细胞的减少[19]。和大多数与免疫力相关的营养物质如维生素C、维生素D和锌一样，硒也可以帮助免疫系统抵御细菌感染[20]。

尽管我们还需要设计更严谨的有关感冒和流感的临床研究，但我可以很肯定地说，在感染期间将硒的摄入量增加到200 μg是明智之举。正常来说，你需要摄入50～70 μg或100 μg硒来达到最佳水平。海鲜（以及海藻）富含硒，坚果食品中硒含量也较高。然而，我们很难知道甚至很难保证我们到底摄入了多少硒。假设我每天会从海鲜等食物中摄取50 μg硒，我每天补充的综合维生素中含有30 μg硒，我的抗氧化补充剂中还含有50 μg硒（其实大多数复方抗氧化补充剂中都含有硒），这样算起来，我总共摄入的硒超过100 μg。上述研究中有两项研究使用了这个水平的硒并获得了较好的疗效。仅在急性感染期服用（短期内服用）200 μg硒就可能会收到额外的效果，但我们很难在没有研究证据支持的情况下搞清楚事实是否如此。硒是唯一一种你不会想要多补充的矿物质，这是因为当补充的硒超过500 μg时，会对人体造成明显的毒副作用，引起恶心、呕吐、脱发、疲劳、易怒、指甲变色和脆性增加。

　　总之，所有抗氧化剂对维持正常的免疫力都十分重要。关键还要做到以下几点：

- 选择全天然食物，摄入足够的新鲜蔬菜、水果和海鲜，以及前面提到过的色彩斑斓且富含抗氧化剂的食物。

- 考虑每天喝一小杯蒙特莫伦西樱桃汁，尤其是在你正遭受感冒或流感困扰时。

- 以"最佳营养"的方式补充含有维生素A、维生素E、锌和硒的综合维生素，以及（或）可以提供这些营养物质的复方抗氧化补充剂，另外再补充谷胱甘肽、α-硫辛酸、花青素，可能的话还要补充白藜芦醇。你需要另外补充维生素C以达到最佳水平（请参见第三章）。

- 特别要注意的是，假如你正遭受感冒或流感的困扰，记得要补充100 μg硒。

第七章

你对锌的需求
超乎你的想象

锌是人体免疫系统所需的最重要的矿物质之一，也是人体最常缺乏的矿物质之一。它在胸腺中的作用就是一个很好的示例。胸腺体积较小，邻近甲状腺，位于喉咙下方的凹陷处，是T细胞的"训练场"。

人体的免疫力在很大程度上依赖于T细胞。艾滋病病毒就是一个很好的例子，它破坏了CD4阳性T细胞。但T细胞是从哪儿来的呢？你如何能确保体内有足够的且功能正常的T细胞以组成一支强大的"军队"呢？T细胞源于骨髓，之后进入胸腺进行"训练"。在胸腺中，它们不仅数量激增，还会分化成特定的"军队"，如辅助性T细胞、调节性T细胞、细胞毒性T细胞或记忆性T细胞[1]。锌在其中扮演了什么样的角色呢？缺锌儿童的胸腺出现萎缩，当他们补充锌后，通过测量你会发现他们的胸腺体积有所增加，T细胞的数量和功能也有所改善。这在很大程度上与一种名为胸腺九肽（thymulin）的激素有关，这种激素在细胞分化为特定功能族群的过程中是十分重要的，而胸腺九肽的产生依赖于锌[2]。

不过免疫系统几乎所有功能都与锌有关。假如缺乏锌，你将无法产生T细胞或B细胞（能产生抗体、标记入侵者），能吞噬病毒的巨噬细胞也无法正常工作，整个免疫大军都变得效率低下，甚至逐渐停滞[3]。此外，在上一章中我们知道了有一种名为超氧化物歧化酶的抗氧化剂，其活性也依赖于锌、铜和锰。因此，没有足够的锌（或锰、铜）时，你无法消除氧化应激压力，而这正是病毒感染的标志。

对于与DNA、基因及细胞生长相关的功能来说，锌也是非常关键的。当一个新的细胞产生时，需要复制DNA结构，读取遗传信息，这就像老式唱片机的针头转着播放胶片上的音乐那样。在"DNA针头"末端有一种名为锌指蛋白的物质。没有锌，就没有下一步的指令。因此，我们生长、修复和适应的能力都依赖于锌。

锌的最佳摄入量

那么问题来了，多少锌才能帮助免疫系统更好地发挥作用呢？锌的最佳摄入量为15 mg左右。大多数成年人的锌推荐膳食供给量都设定在10 mg。锌存在于天然食物中，尤其是会生长的食物中，这意味着在任何种下去就会生长的植物——坚果、豆类，以及富含蛋白质的动物性食物，如肉类、蛋类和海鲜中都能发现锌的踪影。这些食物也是铜的来源。铜缺乏并不十分常见，这在很大程度上是因为水管中含铜。你需要的锌的量至少是铜的15倍。

锰是被遗忘的矿物质，常常不在综合维生素和矿物质补充剂的名单中。精制饮食中也缺乏锰。锰的最佳水平在2.5～15 mg。只有当人体受到病毒攻击时，你才可以在短期内补充15 mg锰。好的综合维生素含有约2.5 mg锰，而大剂量的维生素C粉末中可能含有抗坏血酸锰。

有一系列研究为感染患者补充了高出最佳水平许多的锌，锌的剂量在每天50～200 mg不等，结果使得锌和免疫力的故事变得更加有意思了。第一项研究是由乔治·艾比（George Eby）进行的。他患有白血病的3岁女儿感冒了，他给了女儿1片锌片（200 mg），让她嚼碎而不是直接吞下。锌片在女孩嘴里溶化了，之后她的感冒症状，包括喉咙痛都消失了。随后，他在1984年进行了首次使用含锌润喉糖的双盲随机对照试验。我记得很清楚，因为那一年我们在伦敦创办了ION，并且就在那个时候，营养学界开始逐渐意识到锌的重要性。

随着越来越多使用不同剂量、不同形式锌的研究结果的发表，证据也越来越充分，不过并不是所有试验都成功了。这些试验都是针对普通感冒的，因此我们不知道锌对特定的流感病毒有怎样的作用。看上去似乎是锌的剂量起到了决定性的作用，但也有人争论锌的形式才是关键。艾比用的是醋酸锌，其他人用的是葡萄糖酸锌。此外，"锌是否应该在口腔内释放，就像含锌润喉糖那样"或"直接吞下锌片就可以了吗"这些问题都还没有定论。

之前，我们已经通过维生素C与感冒相关性的内容认识了来自赫尔辛基大学的哈利·希米拉教授。这次，他整合了来自7项使用75 mg或更大剂量的含锌润喉糖试验的数据，发现7项试验中补锌组的平均普通感冒持续时间缩短了33%[4]。这差异可不小。还记得吗？大剂量维生素C能使感冒持续时间缩短20%～50%，因此如果同时服用这两种营养物质，可以使感冒持续时间减半，这可能对流感也有效。这是非常巨大的差别，但目前还没有关于联合用药的研究。

希米拉教授还发现，没有证据表明锌剂量在高于100 mg时效果会更好，他得出的结论是：含锌润喉糖在补充剂量为每天80 mg左右时能发挥最大功效，前提是润喉糖的成分配比已为最佳，且其中不含有可能会与锌结合的物质。使用醋酸锌和葡萄糖酸锌的研究结果之间并无明显差异。醋酸锌的效果略好于葡萄糖酸锌，但在统计意义上的差异并不显著。还有其他形式的锌，如柠檬酸锌和抗坏血酸锌（与维生素C结合的锌）。假如你购买的维生素C粉末中的主要成分是抗坏血酸锌，那么你可以同时补充大量的锌和维生素C。含锌润喉糖中还有另一个潜在的问题，那就是用来掩盖锌味的糖类。

锌补充剂尝起来金属味儿十足。关于儿童综合维生素的一个很大挑战是，如果厂商在其中添加了足够的锌，那么孩子们就不喜欢这个口味了，而缺锌会导致味觉和嗅觉退化。我们曾经通过让受试者品尝浓度递减的含锌水来测试他们体内的锌含量。你能分辨出来的含锌水浓度越低，说明你体内的锌含量越充足。这一尝锌测试是由德瑞克·布莱斯-史密斯（Derek Bryce-Smith）教授发明的，他也是ION的赞助人。他将锌引入了人们的视野，证明了厌食症是由缺锌造成的，锌会影响食欲。他还是通过艰难抗争推行汽油禁铅的主要科学家，因为有充分的证据显示铅会造成智力低下。最近的一项关于尝锌测试的研究发现，该方法的确可以预测男性从食物中摄取的锌含量[5]。

2020年，希米拉教授和同事发表了一项设计严谨的研究，其中45位成年感冒患者获得了含锌润喉糖，而另外42位成年感冒患者则获得了安慰剂[6]。每颗润喉糖中含有13 mg锌，指导服用方法为每天吃6颗，连续吃5天，让润喉糖缓慢地溶化在口中，就像艾比在首次含锌润喉糖试验中所使用的方法，这样锌（以醋酸锌的形式）的每天补锌剂量总共是78 mg。补锌组和安慰剂对照组在感冒持续时间上并无差异，我们也不清楚为什么锌在这项设计严谨的研究中没能发挥作用，而在其他试验中都获得了成功。

希米拉总结道："对于我们的结果推翻了之前8项使用含锌润喉糖治疗普通感冒并获得阳性结果的研究结论，我们并无异议，因为研究所使用的含锌润喉糖的配方各不相同，我们所采用的短期的5天干预疗法可能改变了疗效。此外，还有2项研究也报告了通过鼻腔锌凝胶给药对治疗普通感冒有显著效果，这进一步证明了局部补锌对感冒可能有治疗效果的观点。"不管怎样，这就是目前的研究进展。有时候科学研究就是这样的，这也是为什么我们需要更多的研究，同时要通过研究找出有些试验成功而另一些失败的原因。就目前整合的所有锌使用剂量超过75 mg的研究结果显示，补锌是有益的。

如何补充锌

总而言之，这一章的关键信息在于，感染期间增加锌的摄入量总归是有好处的。你也可以考虑尝试含锌润喉糖，看看它对你是否有效。

- 为了保证免疫系统的功能，请确保每天摄入足够的锌，富含锌的食物包括坚果、豆类、肉、蛋和海鲜等。

- 每天补充含有 10 mg 锌的综合维生素。这是最好的能确保你每天摄入的锌达到至少 15 mg 的方法。

- 尝试在感染期间补充更多的锌，锌的补充剂量最多可达 100 mg，但这只能用于短期治疗。正常的每天补充剂量不应超过 50 mg，谨慎起见，我建议不要超过 25 mg，因为大于 25 mg 的剂量可能不会给你的健康带来任何好处。最好通过服用综合维生素补充你日常所需的大部分锌，以及一部分铜和锰。

- 我服用的维生素 C 补充剂每片可以提供 3 mg 锌和将近 1g 的维生素 C。因此，假如我在感染期间每小时服用 1 片，连续服用 20 小时（假设有 4 小时因为睡觉而无法服用，通常我会在半夜醒来时连着吃 2 片），我将获得 60 mg 锌，加上综合维生素中所含的 10 mg 锌，我每天将获得 70 mg 锌。然而，这和吃 1 颗含锌润喉糖是不一样的。

- 通过吃含锌润喉糖，每天应至少获得总量大于 75 mg 的锌，如每颗含锌润喉糖含锌 15 mg，则每天应吃 6 颗。

- 你不需要也不应该长期服用大剂量的锌，短期内服用的时间应不超过感冒的持续时间，即最多 1 周。

第八章

其他天然的
免疫小助手

人们对于有助于维持人体免疫力的营养物质、食物和草药的认识在不断增长，对此我无法一一点评，因为这超出了我的能力和专业范畴。现在你已经对一些食物和营养补充剂有所了解，并知道可以通过日常饮食来摄取，以改善人体免疫功能。

然而，我还想特别介绍一些对免疫系统有利的天然的免疫小助手，它们各有优点，且其优点具有足够的研究证据支持。

以下是一些对免疫系统有利的天然的免疫小助手：

- 紫锥菊和金印草（goldenseal）。
- 可食用的香菇和属于药用菌菇的灵芝。
- 生姜、大蒜，以及在红洋葱中发现的植物营养素——槲皮素。

上述这些免疫小助手中的大多数可以作为茶或补充剂饮用或食用。我会向大家讲解在感染期间应如何制订能提高免疫力的饮食计划。下面我将简要总结这些天然的免疫小助手对于人体免疫力的功效，以及与感冒、流感相关的实际研究。

紫锥菊

紫锥菊也许是蛇油的来源，因为它最初的印第安名字是蛇根草。人们认为紫锥菊中的活性物质是某种特殊的黏多糖。

紫锥菊的根可能是使用最广泛的能提高免疫力的草药。它具有类似干扰素的特性，是一种有效的抗流感病毒和疱疹病毒的药物。

它含有特殊的多糖，如菊糖（inulin），可以增加巨噬细胞的数量。一项针对健康男性的研究发现，每天3次，每次服用30滴紫锥菊提取物，连续服用5天后，这些男性体内白细胞的吞噬能力提高了1倍，这使得白细胞能更有效地杀灭病毒[1]。

但临床研究的结果喜忧参半。一项双盲随机对照试验对紫锥菊制剂和产生较多不良反应的神经氨酸酶抑制剂奥司他韦进行了对比。奥司他韦不是我心目中最佳的安慰剂，因为它本身的功效就充满了变数。不管怎样，紫锥菊制剂似乎和奥司他韦一样有效或者无效，但其不良反应较少[2]。最新的安慰剂对照试验结果显示，服用紫锥菊产品后患者的感冒症状有缓解的趋势，但两组并无统计意义上的显著差异[3]。一项针对相关试验的系统综述，在研究并整合了24项双盲随机对照试验的总共4 631名参与者的数据后得出结论：在本研究中，尽管某些紫锥菊产品可能会有些许轻微的作用，但总体上看紫锥菊产品对治疗感冒并无益处[4]。

事实上，紫锥菊有3个不同的品种，紫锥菊产品中不同品种的含量和浓度也各不相同，因此我们很难判断是否因为活性成分的改变导致某些研究获得了成功，而另一些则失败了[5]。

我的建议是不要把所有鸡蛋都放在名为紫锥菊的篮子里，要谨慎选择口碑好、剂量大的紫锥菊产品，因为活性成分剂量的变化可能导致产品的效果不确定。紫锥菊产品最好选用装有粉末状紫锥菊的胶囊（每天服用2 000 mg），或浓缩提取物酊剂（通常每天服用3次，每次20滴）。

金印草和小檗碱

金印草富含小檗碱。小檗碱具有提高免疫力和抗病毒的特性，还具有抗细菌、抗真菌和消炎作用，显然它是个全能选手。小檗碱也存在于欧洲小檗和冬青叶小檗中。在H1N1流感病毒感染的动物和细胞实验中，小檗碱均能起到抑制病毒复制的作用。此外，它还具有消炎作用，能使因病毒感染引起的高细胞因子水平降低（请参见下一章中有关急性感染引起细胞因子风暴的问题）[6, 7]。金印草提取物的效果略逊于小檗碱本身，因此摄取足够的活性成分——小檗碱是非常重要的。小檗碱也是一种众所周知的抗癌物质。

尽管小檗碱广泛用于其他治疗且有着良好的使用和安全记录，但我们还缺少相关的人体临床试验，因此仍有必要进行进一步的研究。常用的小檗碱治疗剂量是每次500 mg，每天服用3次，则每天的剂量是1 500 mg。小檗碱补充剂最常见的副作用是肠胃不适。虽然小檗碱本身具有抗菌作用，但是一项研究发现，同时使用小檗碱与抗生素会削弱抗生素的疗效。因此，我建议不要在服用抗生素的同时服用小檗碱或金印草提取物。

药用菌菇

菌菇是维持人体免疫系统健康的天然植物中价值较高的一类。

中国的道家认为菌菇，如香菇、虫草花（cordyceps）、白桦茸（cha-ga）和灵芝能使人"长生不老"。这些菌菇都含有增强免疫力的多糖——β-葡聚糖，它是所有菌菇细胞壁的组成部分。因此，所有菌菇，包括我们常见的白蘑菇，都具有一定程度的免疫活性。

有些菌菇，如香菇和虫草花是可食用的。至于其他一些菌菇，你可以在增强免疫力的补充剂中找到它们的身影。在香菇变得随处可见之前，我曾经自己培植过——你可以买一截带有香菇孢子的原木。香菇非常美味。

最近有项研究每天给予52位健康志愿者5 g或10 g香菇，4周后对他们进行血液检测，以判断香菇对人体免疫力的作用。这些志愿者的T细胞和NK细胞计数都有所升高，细胞功能也有所改善，肠道免疫力也有所提高，而以C反应蛋白（CRP）浓度为指标的炎症水平有所下降。这表明定期摄入香菇可提高免疫力[8]。在我的饮食中，香菇是必备的。需要注意的是：香菇在极少数情况下可能会引起过敏性皮炎。

虫草花也叫北虫草。你可以从超市或网上买到虫草花的干货，它非常适合用来煲汤、炖煮和炒菜。

研究表明，虫草花中所含的多糖可以降低病毒载量，提高感染流感的小鼠的存活率[9]。虫草花还富含虫草素，具有极强的抗病毒活性，能抵御包括流感病毒、艾滋病病毒和EB病毒在内的多种病毒[10]。

作为"吃了能长生不老的菌菇"，灵芝不仅具有极强的免疫调节功能，还能产生多种具有直接抗病毒作用的物质。研究表明，它既能提高人体清除病毒的能力，使乙肝患者恢复肝脏功能[11]，还能与云芝一起，加快清除高危HPV病毒株的速度[12]。

白桦茸是另一种在传统上用来抵御病毒感染的菌菇。目前我们缺乏相关的临床研究，不过细胞研究表明它具有抗病毒作用[13, 14]。

还有证据表明，上述几种菌菇可以改善自身免疫性疾病的症状，但与同样含有多糖类物质的接骨木果提取物不同，食用它们时无须顾虑免疫补充的过度激活。

生姜

大家都知道，生姜对治疗喉咙痛和恶心尤其有效。但依据是什么？它为什么有效呢？若你喜欢刨根问底，那么有一整本关于这个话题的书值得你看，其中引用了超过200篇研究文献[15]。简而言之，生姜是一种有很强的抗氧化作用的食物，也具有消炎作用。它的确有助于抑制咽喉和扁桃体中的细菌感染，使人体维持正常的免疫力。它还因为具有抗癌作用而引起了人们的关注。有关生姜抗病毒作用的研究并不多见，不过有一项研究以感染了禽流感的鸡胚胎细胞为研究对象，并对生姜和大蒜的抗病毒作用进行了比较，发现生姜和大蒜都有明显的抗病毒活性，且其抗病毒活性能随着剂量的增大而增强[16]。

我更倾向于认为生姜能舒缓喉咙疼痛，而不是一种抗病毒药物，然而这项研究证明了它具有抗病毒作用。那么问题来了，我们如何能获得浓度更高的姜汁。尽管将生姜末泡在水中确实能得到一些姜水，但怎样才能获得浓度更高的姜汁呢？当感冒或流感来袭时，我偶尔会发现我的姜汁已经用完了，这时该怎么办？这里我要向大家介绍一个非常管用的小窍门。找个有榨汁机的人或你自己去买一台榨汁机。买一大堆生姜，榨一杯纯姜汁，把姜汁倒进做冰块的托盘里冻起来。然后当感冒时，你可以撬起一两块姜汁冰块放到开水中，挤入一点儿柠檬汁，加入一些蜂蜜或龙舌兰糖浆，之后喝掉。你还可以加点儿维生素C粉末，因为维生素C并不会被热水破坏。或者，你也可以将生姜末放到保温瓶中浸泡15分钟。

大蒜

　　大蒜含有大蒜素，具有抗病毒、抗真菌和抗细菌感染的作用。此外，大蒜还含有丰富的含硫氨基酸，因此大蒜具有抗氧化作用。毫无疑问，大蒜是抗感染联盟中的重要成员。在常吃大蒜的人中，癌症发病率也较低。我每天会和着其他食物吃一瓣大蒜，但在感染期间会吃更多的大蒜。

　　你可能还想尝试点儿别的食用方法。我发现大量食用陈蒜对治疗鼻窦感染（我的致命弱点）特别有效。当大蒜在乙醇水溶液中浸泡超过20个月后，大蒜中的抗氧化剂浓度得到提升，其功效也得到增强。

在一项持续了90天的研究中，120位健康志愿者都服用了2.6 g
陈蒜（即约3片陈蒜片）。相较于服用安慰剂的志愿者，他们不仅产
生了更多且功能更强大的T细胞和NK细胞，而且在患感冒或流感后
恢复得也更好。和维生素C一样，陈蒜并不能减少人们患感冒或流
感的次数，但可以缓解症状的严重程度，包括减少症状的数量、缩
短受试者身体不适的持续时间及缺工缺课的时间[17]。

另有一项双盲随机对照试验（但不是关于感冒的）表明，3.6 g
（约4片）陈蒜片可以消炎，并促进人体产生更多且更健康的免疫细
胞[18]。

我会购买陈蒜片（每片约1 g），且每次或每天服用10片甚至20
片。这个剂量比临床试验中应用的剂量要高得多，因为我发现它可
以迅速消除感染。据我所知，目前还没有研究测试过陈蒜的这一效
果，但有很多人信誓旦旦地说它是有效的。不管怎样，它都是安
全、无毒的。

槲皮素

我非常喜爱红洋葱，几乎每天都吃一个。一个红洋葱能提供大
约20 mg的槲皮素。槲皮素也存在于西蓝花和蓝莓中。每天服用500 mg
槲皮素（这相当于超过20个红洋葱所能提供的量）时，槲皮素会表
现出明显的消炎作用。槲皮素最出名的功效是可以缓解花粉症（俗
称枯草热）和哮喘的症状，因为它可以缓解肺部炎症，有助于保持

呼吸道通畅。显然，这对缓解流感病毒、新型冠状病毒感染症状是非常有用的，因为这些病毒的目标正是呼吸道。

在细胞实验中，槲皮素可以抑制多种呼吸道病毒，包括流感病毒、副流感病毒、呼吸道合胞病毒、腺病毒和鼻病毒的复制[19, 20]。在动物实验中，槲皮素可以使感染了鼻病毒的小鼠体内的促炎性细胞因子水平降低，减轻小鼠的肺部炎症[21, 22]，还可以使小鼠对流感的易感性降低，使小鼠的症状得到缓解[23]。研究表明，槲皮素有助于减轻运动员在高强度运动后出现的上呼吸道感染症状[24]。据我所知，目前还没有临床试验探索过槲皮素对感冒或流感的治疗效果。显然，我们非常需要这样的研究。

槲皮素的常用剂量为250～750 mg，你可以每天服用含250 mg槲皮素的胶囊3颗。尤其是当你出现呼吸道症状时，可以考虑服用槲皮素。

充足睡眠，适量运动，减轻压力，注意保暖

尽管本书的侧重点在于营养，但为了维持正常的免疫力，使你能迅速从感冒或流感中康复，你还需要注意生活方式中的几个重要因素。

首先是睡眠。它对你的免疫力有直接影响，缺乏睡眠会引起炎症，降低免疫力，从而增加感染的概率[25, 26]。因此，三班倒的工人更容易感冒[27]。此外，当你生病时，身体知道你需要多休息，多休

息有助于维持正常的免疫应答。大多数与健康相关的研究表明，最健康的人群通常每晚能相对连续地睡7～8小时。在感染期间，你可能需要睡得更久一些，千万不要睡得太少。假如你每晚的睡眠时间不足6小时，或者睡眠质量很糟糕，那么会对你的免疫力产生连带效应。

运动的功效和睡眠很类似。运动过度会降低免疫力。举一个简单的例子——马拉松。马拉松运动员常常会被招募来测试感冒药的疗效，因为跑完马拉松后他们很容易感冒，但完全不运动也会降低免疫力。尽管我们并无充分的，尤其是针对感冒的证据，但能令人有精气神的运动如太极已被证明对人体免疫力有积极作用[28]，我猜瑜伽也有类似的作用。因此，适量运动可以保持身体健康。适量的标准是每周做3次能锻炼心肺功能的运动，如快走、慢跑、游泳、骑自行车，每次30分钟，提升心率；每周做3次抗阻力训练，全神贯注的话可以在8分钟内完成。可以考虑给自己定一个出色的每周运动训练计划。

压力会对身体健康产生巨大影响。我们可以应对短期压力，但若长期遭受慢性压力，我们的免疫力就会降低，感染的风险就会增加[29]。假如你正遭受压力问题的困扰，推荐你去读一读我和苏珊娜·罗森（Susannah Lawson）合著的《应对压力的方法》（The Stress Cure，由皮亚特克斯出版社出版），这本书中有很多训练方法，可以帮助你改变生活方式，重塑世界观，减轻压力。

在感染期间，保暖很重要，你可以选择洗热水澡、多喝热水。

假如鼻子堵住了，你可以接一盆热水，加入几滴鼻通精油，再将毛巾放入其中浸湿，拧干后盖在脸上，这样有助于缓解症状。蒸汽（并非干燥的热空气），可以帮助呼吸道清除黏液。我会在第十一章中提供一些生活小妙招，如在热饮中添加能提高免疫力的营养物质。

总之，你可以采取以下策略来增强免疫系统的功能，提高自我防御的能力。

- 在饮品和汤中放很多生姜。饮食中应有大蒜、香菇（我会在第十一章中提供食谱）、红洋葱、西蓝花和蓝莓。
- 确保睡眠充足，注意保暖，适量运动，保持身体健康，并合理控制压力。
- 尝试将紫锥菊作为辅助药物，但不要完全只靠这一种。
- 尝试服用小檗碱补充剂（每天服用500～1 500 mg）以及槲皮素补充剂（每天服用250～750 mg），尤其是当你出现呼吸道症状时。
- 经常食用香菇、虫草花。虫草花可以从超市和网上购买，非常适合用来煲汤、炖煮和炒菜。
- 服用含有虫草花、灵芝或白桦茸中的一种或多种药用菌菇的补充剂，尤其是当你抵抗力较弱、容易感染的时候。

第九章

克服呼吸窘迫

英国每年有超过17 000人因流感死亡，其中超过65岁的人占死亡人数的84%。2017年冬季的情况尤其糟糕——流感致死人数达到26 408人。当然，现在我们关注的焦点是不断上升的因COVID-19而死亡的人数。不过，在流感和COVID-19最为猖獗的时刻，究竟发生了什么？我们怎样才能提高存活率呢？

急性呼吸窘迫综合征（ARDS）是大多数流感的致死原因。大约有40%的COVID-19患者出现了不同程度的ARDS[1]。然而，这一数字可能有失偏颇，因为它来源于住院病例，并未涵盖那些"居家隔离"的轻症患者，而他们可能直到痊愈都没有出现严重症状。导致ARDS的主要原因是人体免疫系统产生的细胞因子风暴。我们的免疫系统应答过激，造成了大范围的炎症反应。肺部的炎症会引起呼吸困难，而呼吸困难与否是诊断肺炎的基础。这一切使得流感具有致死的可能，也使得ICU里的COVID-19患者需要呼吸机辅助呼吸。重点是，致死的并不是病毒本身，而是这种炎症反应。

维生素C是如何逆转ARDS的

在ARDS中，肺泡（即肺中气球状的气囊）会出现极端炎症反应和肿胀；ARDS还会导致溶血（即红细胞和血管裂解）及血液凝固。你可能听说过血红蛋白，它是血液中重要的含铁蛋白质，负责携带氧气，也正是因为它，血液才呈红色。2019-nCoV特异性地攻击血红蛋白[2]，导致溶血。红细胞裂解后所释放的游离血红素不再与血红蛋白结合，这会触发破坏性极强的氧化反应，对人体造成极大损伤。

幸运的是，我们有个备用方案。一种名为结合球蛋白的蛋白质可以与游离血红素结合，进而清除这种危险的物质，从而减轻炎症和氧化反应。然而，要做到这一点，则需要维生素C的帮助。

血红素含铁。正常情况下，铁元素以稳定的亚铁形式（Fe^{2+}）存在，可以与氧气结合，并通过血红蛋白被输送到全身各处。因此，当你体内的铁含量下降时，你会感到疲累——因为你缺氧了。但如果铁元素从亚铁被氧化成了三价铁（Fe^{3+}），那么情况就变得非常危险了。这也是许多报告称含铁量太高会危害健康（尤其是老年人健康）背后的真正原因。Fe^{3+}会损伤动脉，增加患心血管疾病的风险。

你可能知道维生素C有助于体内的铁元素正常发挥功能，并能协助铁元素与血红蛋白结合。维生素C也可以阻止因游离血红素而引起的有害的氧化连锁反应。学者多丽丝·罗（Doris Loh）认为，这正是静脉注射维生素C能获得巨大成功，能使COVID-19危重症患者加速康复，并降低COVID-19患者死亡率的原因[3]。她说道，红细胞需要通过获取抗坏血酸来使血红蛋白中的铁元素维持还原型亚铁的状态。假如缺乏足够的抗坏血酸，那么血红素会迅速氧化，变成游离状态。这也是年轻人（即使他们身体健康且没有任何基础疾病）在感染COVID-19后也会很快出现ARDS的原因。维生素C在其中究竟扮演了什么样的角色？来自华盛顿大学的科学家陆培龙博士在2014年揭开了这一谜题[4]。

静脉注射维生素C与COVID-19

你可能已经听说了，许多中国医院以及一些美国和意大利的医院现在正通过静脉注射维生素C来治疗COVID-19患者。假如我们想要救治更多的人，就需要尽快将这种做法推广到全世界。上海市医学会认为，静脉注射维生素C对住院的COVID-19患者来说，是安全、有效的辅助疗法。接受该项治疗的患者目前无一死亡，无任何不良反应，其住院时间也普遍缩短。上海市医学会推荐医生们使用维生素C治疗COVID-19。

上海交通大学医学院附属瑞金医院记录并报告了50例COVID-19中症和重症患者接受静脉注射大剂量维生素C治疗的过程和结果。毛博士称，他的团队通过静脉注射大剂量维生素C治疗了50例COVID-19中症和重症患者，每天的剂量为10 000～20 000 mg，治疗持续时间为7～10天，中症患者的使用剂量为每天10 000 mg，重症患者的使用剂量为每天20 000 mg，剂量的大小取决于患者的肺部状态（多以氧合指数反映）和凝血状态。所有接受静脉注射维生素C治疗的患者，情况都有所好转，无一死亡。与COVID-19患者平均30天的住院时长相比，接受静脉注射大剂量维生素C治疗的患者的住院时间缩短了3～5天。毛博士尤其详细地讨论了一例重症患者的情况：该患者因病情迅速恶化而濒临死亡，在4小时内接受了静脉注射50 g维生素C后，该患者的肺部状况（从氧合指数来看）稳定了下来并有所好转，这是由重症监护团队实时观测到的 [5]。

中国进行的一项对照试验的结果显示，ICU 里的患者在接受了静脉注射维生素 C 治疗后，死亡率下降了 31.5%，依赖呼吸机的时间缩短，炎症指标也有所降低 [6]。另一项试验有 500 位患者参与，于 3 月在意大利巴勒莫进行 [7]。休斯敦一家医院报告了 0 死亡率 [8]。

一家威斯康星州立医院和两家纽约州立医院现在也正采取同样的治疗措施。诺斯维尔医疗系统的肺病专家和重症医疗专家安德鲁·韦伯博士称，他们对 COVID-19 重症患者立即采取了静脉注射维生素 C 的治疗方法。"接受静脉注射维生素 C 治疗的患者，相比没有接受该治疗的患者，情况有明显好转。静脉注射维生素 C 起到了巨大的作用，但这并没有引起人们的注意，因为它过于平淡无奇。"韦伯博士在发表于《纽约邮报》（*New York Post*）上的一篇文章中这样说道 [9]。他们也使用了抗疟疾药物——羟氯喹，该药物也可以结合游离血红素，而这是它能有效治疗疟疾的原理。这也再次证明，静脉注射同样可以中和血液中游离血红素的大剂量维生素 C，是正确的治疗方法。

威斯康星大学麦迪逊分校创伤与生命支持中心医学主任、重症医疗服务首席专家皮埃尔·科瑞（Pierre Kory）博士称："假如能在急诊室里就开始为患者静脉注射维生素 C，随后在患者住院期间每 6 小时注射一次，那么这种疾病（COVID-19）的死亡率以及患者对呼吸机的迫切需求都可能会大幅下降。"他认为，最大的问题在于"为什么美国没有更多的医院采取这种治疗方案"。"我能想到的唯一理由，是广泛流传于医生中的对维生素C疗法的毫无依据的偏见。"科瑞博士说。他还补充道："这种偏见至今仍旧存在，实在是令人费解，因为证据就清清楚楚地摆在眼前。"他指出，尽管已有一项通过静脉注射维生素C治疗ARDS（造成COVID-19患者死亡的主要原因）的重要研究见刊，报告了该疗法可以明显降低死亡率，并缩短患者使用呼吸机的时间和在ICU里接受治疗的时间，但只有少数ICU里的医生采用了这种方法，并将它作为常规治疗的一部分。

维生素C缩短了患者在ICU里的时间

就像这些报告中提到的那样，维生素C非常有可能缩短了患者在ICU里接受治疗的时间，而现在在ICU里的床位是极其紧缺的。有12项涉及1 766名患者的临床试验结果显示，维生素C能使患者在ICU里接受治疗的平均时间缩短7.8%。在6项临床试验中，每天口服1~3 g维生素C补充剂可以使患者在ICU里接受治疗的平均时间缩短8.6%。不要小看7.8%和8.6%这两个数字，因为它们也代表了ICU的运转能力提升了。换句话说，本来这些医院可以收治1 000名患者，而现在只需要提供维生素C补充剂，他们就能再多收治80名患者。

在5项临床试验中，患者需要使用呼吸机的时间均超过24小时，口服1~6 g维生素C可以使患者依赖呼吸机的时间缩短超过25%[10]！这对医院可收治的患者人数也会造成巨大影响。

为什么口服抗坏血酸和静脉注射抗坏血酸钠同时进行效果更好？

在第三章中我们已经知道了，维生素C的天然形式是抗坏血酸，这种形式的维生素C是几乎所有动物都可以合成的。然而，它是酸性的，并且酸性太强以至于无法直接注射入血液，因此静脉注射采用的是碱性形式的维生素C，即抗坏血酸钠。

在细胞因子风暴及随之而来的大规模增加的炎症反应中，抗坏血酸因具有清除氧化剂的作用，而以极快的速度被消耗殆尽。在被氧化成脱氢抗坏血酸后，它可以通过特定的辅助因子转化成"还原态"或重新"全副武装"的状态。我们在第六章中已经介绍过这类可作为辅助因子的营养物质了。

然而，多丽丝·罗认为"抗坏血酸钠很有可能因为它的分子结构而无法以与抗坏血酸同样的方式为人体所用"，因此它不像纯粹的抗坏血酸那样可以快速、高效地被人体循环使用。抗坏血酸钠虽然还可以发挥维生素C的一些重要作用，但它也许不能像抗坏血酸那样迅速地平息细胞因子风暴。而且，尽管通常人们认为静脉注射维生素C比口服维生素C的效果要好得多，因为前者可以使血液中维生素C的水平迅速升高，然而史蒂夫·希奇（《抗坏血酸盐：维生素C的科学》一书的作者之一）与欧文·弗诺若（Owen Fonorow，vitaminCfoundation.org 的运营者）通过实验得出了十分令人惊讶的结论。首先，他们比较了口服 10 g 抗坏血酸和口服 11.3 g 抗坏血酸钠（考虑到该化合物中钠所占的比重）的志愿者血液中维生素C的水平 [11]（图6）。

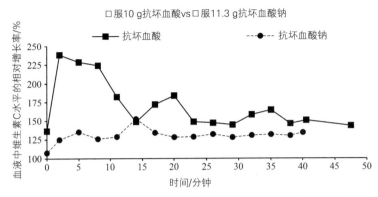

图6　口服抗坏血酸与抗坏血酸钠后血液中维生素C的水平

就像你看到的那样，口服抗坏血酸后，血液中维生素C的水平迅速升高，随即逐渐降低，但在大约15分钟和30分钟后又再次升高。与之形成鲜明对比的是，抗坏血酸钠使血液中维生素C的水平缓慢攀升，但其表现在前40分钟内都无法超越抗坏血酸。

但当他们比较3位志愿者口服10 g抗坏血酸与静脉注射等剂量抗坏血酸钠后50分钟内血液中维生素C水平的变化（图7）时，真正令人惊讶的结果出现了。

口服抗坏血酸后，抗坏血酸的吸收情况非常好，在最初的10分钟左右就能使血液中维生素C的水平迅速升高，比静脉注射抗坏血酸钠要高得多。这显然与人们普遍相信的你无法吸收超过200 mg的维生素C的谣传不符。更有意思的是，我们可以看到抗坏血酸独有的标志性的循环再利用。

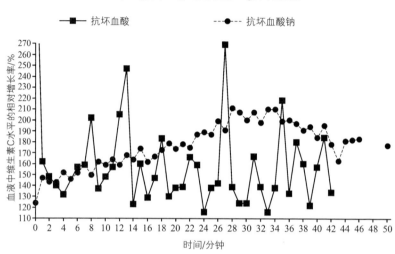

图7　口服抗坏血酸与静脉注射抗坏血酸钠后血液中维生素C的水平

　　你会发现，口服抗坏血酸后，差不多每12分钟维生素C的水平就会降至谷底，随后再次升高。这也许代表着抗坏血酸因被用于清除抗氧化剂而被消耗，随后它重新装备，再次被消耗，又重新装备，如此重复循环3次，在进入人体1小时后逐渐趋于稳定。我们在之前第一次比较口服抗坏血酸与抗坏血酸钠的试验中也看到了同样的循环。这是我们在感染期间应当每小时补充一次维生素C的又一绝佳理由。代表口服或静脉注射抗坏血酸钠的曲线则相对平缓，没有太大起伏，这说明抗坏血酸钠可能不像抗坏血酸那样可以被人体高效地循环利用。同时使用抗坏血酸和抗坏血酸钠可能是有好处的，尤其是在急性感染期间。

　　早在1964年，日本学者武口胜（Katsu Takenouchi）和麻生和夫（Kazuo Aso）在一项早期研究中也观察到了类似的结果。他们让2位志愿者分3次口服抗坏血酸，每次口服1 g，随后他们测量了志愿者血浆中维生素C的水平[12]。在图8中，箭头所示为每次口服1 g抗坏血酸的时间。你会再次看到，在第一次口服抗坏血酸后，血液中维生素C的水平迅速升高，但随后在大约3.5小时处，在第二次口服抗坏血酸之前，维生素C的水平再次上升。这是否意味着同样有抗坏血酸的循环过程发挥作用了呢？此外，你还会发现，口服3次，每次口服1 g抗坏血酸可以使血液中维生素C的水平维持至少12小时。

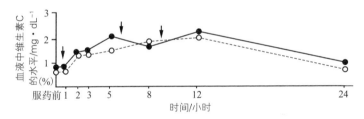

图8　在口服3次，每次口服1g抗坏血酸后，24小时内血液中维生素C的水平（箭头指示1 g抗坏血酸的给药时间）

　　基于此，多丽丝·罗建议可根据患者实际情况采取下列治疗方法。

刚出现症状时：

　　一次服用3～5 g抗坏血酸，随后的3小时内每30～60分钟补充1 g。重复以上步骤直至症状消退。

轻症：

一次服用2～5 g抗坏血酸，随后的4～6小时内每小时补充1 g。重复以上步骤直至症状消退。

重症或危重症：

一次服用10 g抗坏血酸，随后的2小时内每15～30分钟补充2 g。重复以上步骤直至症状有所好转。

到目前为止，这一切都和莱纳斯·鲍林早在20世纪80年代时告知我的内容不谋而合。他的建议不是每天补充1 g或2 g维生素C，而是在感冒症状刚出现时就补充1 g或2 g维生素C，如果1小时后症状还在——假如你仍打喷嚏、流鼻涕或浑身发抖——那么就再补充1 g或2 g维生素C。重复这些步骤直到你忘记去做了，因为这时你的症状已经消失了。这种方法可以帮助几乎所有遵照建议的人阻断感冒的进一步发展。对于治疗严重的流感和COVID-19，除了多丽丝·罗的建议，我们可能还需要采取更加激进的治疗措施。

联合口服抗坏血酸和静脉注射抗坏血酸钠的措施可能会集两种治疗方法的优点于一身。让我们拭目以待，希望这项措施能很快成为常规治疗方法，因为COVID-19已经波及了全人类，并造成了不可估量的重大损失。

了解和控制细胞因子风暴

正常情况下，当受到病原体攻击时，人体会产生名为细胞因子的蛋白质，这一过程是炎症反应的一个组成部分[13]。我们在之前的几章中都提到了营养物质对于细胞因子水平有积极作用。有些细胞因子会导致炎症（有促炎性），而另一些则具有消炎作用，可以抑制促炎性细胞因子发挥作用。

当免疫系统因应答过激而出现过量促炎性反应时，就会导致细胞因子风暴。比方说，当2019-nCoV进入肺部，触发了人体的免疫应答，吸引免疫细胞前来攻击病毒时，就会导致肺部出现局部炎症。这是正常免疫反应的一部分，也会使体温升高，进而有助于"扑灭"感染。但是，假如免疫系统过度应答，引起大范围炎症反应，并伴有局部出血、凝血及体温过高，可能就会对人体造成严重损害，甚至危及生命。在快速降低病毒载量的同时，我们还需要补充大量的抗氧化剂，比如维生素C，因为此时的氧化反应十分剧烈。将炎症反应降至可控范围内，这是非常重要的。

关于这些，我有过切身体会。那时我正在肯尼亚旅行，突然开始感到浑身疼痛、不停颤抖，尽管觉得身体很冷，我却高热不退。我以为自己得了疟疾，但实际上我得的是因细菌感染而引起的脓毒症或败血症。我亲身经历了一场细胞因子风暴。

正常情况下，一个人的白细胞计数应该在$3×10^9$/L～$10×10^9$/L之间，而我的却高达24×10⁹/L。我的C反应蛋白水平也飙升到160 mg/L，而正常人的应低于10 mg/L。医生采取的治疗方案是静脉注射抗生素48小时。此外，我每2小时补充1 g维生素C（我携带的维生素C有限，而且第一天我基本上在睡觉）。不到48小时之后，我就感觉好多了。我飙升的体温恢复正常，白细胞计数降到了9×10⁹/L，回到了正常范围内。

细胞因子主要由T细胞和巨噬细胞产生，人体在受到病原体攻击时，免疫细胞会产生细胞因子。细胞因子的名字很奇怪，如白介素（IL）、肿瘤坏死因子（TNF）和干扰素（IFN），并且各类细胞因子有不同的形式。其中，IL-1、IL-6、TNF-α都是促炎性细胞因子，会导致疼痛。这正是我患脓毒症时浑身疼痛的原因[14]。

抗炎细胞因子有IL-1受体拮抗剂、IL-4、IL-10、IL-11以及IL-13，其中IL-10的抗炎性最强。干扰素也具有类似的功能。

请不要认为细胞因子非好即坏，因为我们的免疫系统开启的是一场复杂的相互作用。单纯地消除炎症并不是我们想要的全部结果，因为炎症也只是人体对入侵者所产生的免疫应答反应的一部分。

有未经证实的传言说使用非甾体抗炎药（NSAID），例如阿司匹林和布洛芬等是不利于健康的，因为它们干扰了人体的正常免疫应答[15]。在英国《卫报》（The Guardian）上发表的一篇文章中[16]，雷丁大学的病毒学家伊安·琼斯（Ian Jones）教授称，有大量研究证据表明布洛芬使病情恶化或使病程延长。南安普敦大学基础护理研究教授保罗·理透（Paul Little）称，现在有相当多的文献通过研究多个国家的病例，指出使用非甾体抗炎药可能使病程延长或使出现呼吸道感染并发症的情况变得更为常见。理透教授的一项研究发表于《英国医学杂志》上[17]，研究发现对于有呼吸道感染症状如咳嗽、喉咙痛的患者，如果医生给他们开的是布洛芬而不是对乙酰氨基酚（扑热息痛），那么他们之后受到严重疾病或并发症困扰的可能性会更大。还有学者将非甾体抗炎药与情况恶化的肺炎联系在一起[18]。理透教授认为，这是因为炎症本就是人体受到感染后所做出的自然反应的一部分。"假如你人为地压制了这种自然反应，很有可能你也抑制了人体抵抗感染的能力。"他说。因此，人们转而使用另一种解热镇痛药——扑热息痛。在我患败血症的时候，医生给我开的就是这种药，而不是非甾体抗炎药。非甾体抗炎药还会使肠黏膜通透性增强。在紧急情况下，24小时内可以给予患者4次扑热息痛，给药间隔至少4小时，过量给药会损伤肝脏。

我们已经知道了本书中所讨论过的营养物质，如维生素C、维生素D、锌、硒、谷胱甘肽等，可以帮助免疫系统做出恰当的反应。这主要是通过维生素C迅速、有效地清除紊乱的氧化剂来实现的，尤其是当维生素C可以被人体快速循环使用的时候。这时，其他营养物质就开始发挥协同作用了，它们有助于减轻炎症，不过是以一种顺其自然的方式来发挥作用的，同时它们也有抗病毒作用。像第84页所示那样，增加或优化抗氧化剂反应链的原材料供给显然是非常合乎逻辑的。要做到这一点，最实际的方法是服用含有上述所有抗氧化剂的复方补充剂，每天4次，和维生素C一起服用。在感染期间多补充些维生素 D 也是个好方法，尤其是当维生素 D 血浓度低于 50 nmol/L 时，要知道维生素 D 血浓度的最佳水平至少要达到 100 nmol/L。

有助于治疗肺炎的营养物质

大多数流感和 COVID-19 相关的死亡及严重并发症，都可以归因于呼吸窘迫，这也是肺炎的标志。尽管关于 COVID-19 的研究尚未取得充足且确切的结果，但有充分的证据表明，缺乏本书中所涉及的多种营养物质会增加呼吸窘迫的出现概率和患肺炎的风险。由于缺乏足够的临床研究，尚未有充分的证据能证明补充这些营养物质有助于肺炎患者的康复。已有临床证据显示，有助于患者康复的营养物质有维生素 C、维生素 D 和维生素 E。有学者研究过硒在治疗脓毒症方面的作用，这项整合了 13 个临床试验的整合分析研究的结论为："不建议将硒补充剂作为常规治疗使用的药物。"[19] 另一项临床试验通过比较为 99 位使用呼吸机辅助呼吸的肺炎患者连续 10 天注射硒溶液和生理盐水的治疗效果，发现尽管依赖于硒的谷胱甘肽过氧化酶水平有所升高，但无论是在症状方面，还是在死亡率方面，两者均无明显差异[20]。这也许是因为硒的剂量太小以及干预时间太晚。

维生素C和肺炎

众所周知，肺炎是常见的维生素C缺乏症（坏血病）的致死原因，但大剂量的维生素C是否有助于肺炎的康复呢？西安交通大学第二附属医院开展了大剂量维生素C静脉注射试验[21]。

2020年2月20日下午，又有4位新冠肺炎重症患者从西安交通大学第二附属医院国家援鄂医疗队接管的同济医院中法院区C10西病区康复出院。此前已有8位患者出院。大剂量维生素C在临床应用中取得了较好的效果。他们认为，对于重症新生儿患者和危重症患者，应在收治后尽快开展维生素C治疗。

第一项使用维生素C治疗肺炎的研究可以追溯到1948年，那一年弗雷德里克·克莱纳博士发表了他在5年中使用维生素C治疗42例病毒性肺炎患者的结果。他为患者静脉注射的维生素C的剂量为1 g，随后每6～12小时为患者注射同样剂量的维生素C。对于婴幼儿患者，维生素C的剂量减半。接受了静脉注射维生素C治疗的患者，都获得了极好的治疗结果[22]。

2017年，哈利·希米拉教授发表了一篇相关的综述，其中提到有3项对照试验发现维生素C可预防肺炎，有2项对照试验证明维生素C对肺炎患者的治疗产生了有利影响[23]。不过，有些研究使用了较小剂量的维生素C，小于1 g。

2018年，有一项研究比较了46位接受常规治疗的肺炎重症患者和56位每天接受6 g维生素C治疗的肺炎重症患者的治疗效果，发现在第7天时，接受维生素C治疗的患者的死亡率下降了85%，且其肺部影像的好转率提高了1倍。维生素C疗法没有引起急性肾损伤或重复感染的发生率的上升[24]。不过，我仍旧建议那些肾功能不健全的患者谨慎使用该疗法。

维生素D和肺炎

维生素D水平较低与患肺炎风险升高之间存在相关性，但补充大剂量维生素D是否有助于患者康复呢？据我所知，有2项临床试验研究了这一问题。

其中的一项试验给予30位依赖呼吸机的危重症患者12 500 μg（500 000 IU）维生素D_3，这使得患者体内的血红蛋白水平显著升高，铁代谢能力和血液的携氧能力也有所改善[25]。和维生素C一样，维生素D可以快速抑制细胞因子风暴。

另一项研究是在美国的佐治亚州进行的。该研究每天给予ICU里依赖呼吸机且基线维生素D血浓度低于50 nmol/L的患者1 250 μg（50 000 IU）或2 500 μg（100 000 IU）维生素D，连续5天，结果发现患者的住院时长从36天（对照组），分别缩短到25天（1 250 μg组）以及18天（2 500 μg组）[26]。大剂量维生素D组（2500 μg组）患者的住院时长和开销均缩减了一半。小剂量维生素D组（1 250 μg）患者的维生素D血浓度在治疗末期达到了健康标准，为112 nmol/L，而大剂量组患者的维生素D血浓度达到了137 nmol/L。这一结果告诉我们，短期内补充大剂量维生素D可以轻易地使维生素D血浓度快速升高。

维生素E和肺炎

一项持续6年，每天给予男性吸烟者50 mg维生素E的研究，发现肺炎发生率在每天吸烟少于20支且勤于锻炼的人中减少了69%，在每天吸烟多于20支且疏于锻炼的人中减少了14%[27]。尽管这不是一项治疗试验，但它确实向我们展示了最佳营养可以降低患肺炎的风险。这一结果或许可以为治疗COVID-19所引起的细胞因子风暴和肺炎提供参考。

总而言之，现有病例在接受每小时口服大剂量抗坏血酸，或静脉注射大剂量抗坏血酸钠，或联合用药疗法后获得的治疗效果是令人信服的。同样，短期内补充大剂量维生素D使血浓度超过100 nmol/L这一做法的理论依据也十分具有说服力。在补充维生素C的同时尽可能多地补充抗氧化剂也是非常合乎逻辑的。这些抗氧化剂包括谷胱甘肽、硒、α-硫辛酸、花青素、维生素E和辅酶Q10。我们迫切地需要对这种疗法进行临床试验研究。

好消息是，所有这些营养物质，即使在临床试验中使用的剂量较大，也没有造成任何毒副作用。然而，当紧急情况结束后，我们应当减少摄入这些营养物质，使其摄入量恢复到维持日常所需的水平，这一点是十分重要的。我将在下一章中给出具体的摄入量。

请注意：ARDS是一种严重的病症，患者需要立即就医。这些营养学方面的建议并不能替代专业医疗护理。假如你希望在治疗期间补充营养，请向你的医生咨询是否存在使用禁忌。

第十章

有助于提高免疫力的日常饮食及营养补充计划

终于到了本书的实践部分了。假如你读完了余下的内容，你会发现科学家们做的大量的研究都表明了食物中含有的多种营养物质，以及补充剂所提供的营养物质（剂量超过你日常饮食所能摄入的），都能帮助你维持健康的免疫系统并战胜病毒感染。

在这里，我总结了通过饮食和营养补充计划可获得的效果，以及在其中起到相应作用的营养物质：

（1）使T细胞的数量和（或）功能达到最佳水平：维生素C、锌、维生素D、维生素A、谷胱甘肽、硒、香菇、陈蒜。

（2）使巨噬细胞的数量和（或）吞噬功能达到最佳水平：维生素C、锌、维生素D、谷胱甘肽、硒、紫锥菊。

（3）使干扰素的合成达到最佳水平：维生素C、维生素A。

（4）抑制病毒表面的血凝素：接骨木果。

（5）抑制病毒表面的神经氨酸酶：维生素C、接骨木果。

（6）抑制病毒的复制：维生素C、接骨木果、谷胱甘肽、硒、小檗碱、生姜、槲皮素。

（7）减少细胞因子风暴：维生素D、小檗碱、槲皮素。

（8）有助于B细胞产生抗体：维生素C、维生素D。

（9）减少氧化应激反应：维生素C、接骨木果、维生素A、维生素E、硒、谷胱甘肽、辅酶Q10、锌、生姜。

通过这些细胞或病毒层面的变化，我们希望达到以下目的：

（1）减少患感冒和流感的次数：维生素C（只有大剂量才有效果）、维生素D、维生素E、维生素A。

（2）**缩短感冒和流感的持续时间**：维生素 C、接骨木果、锌、陈蒜。

（3）**减轻症状**：维生素 C、接骨木果、生姜、陈蒜。

你需要知道且值得一提的是，营养物质之间大多存在协同效应——它们可以互相帮助，发挥更好的作用。因此，我们在一些研究中看到适当剂量的维生素 C、接骨木果和锌均可使感冒病程缩短20%～50%。那么联合用药会产生什么样的效果呢？我们也不清楚，因为大多数研究都只针对单一因素对某种疾病的影响，单一因素可以是一种药物也可以是一种营养物质。然而，这些营养物质的联合效应极有可能是相当可观的。此外，药物几乎总是特异性地阻断某一种事物发挥作用，比如抑制神经氨酸酶发挥作用或阻断炎性物质的形成。换句话说，它们会对人体内自由流动的化学物质产生干扰，从而引起毒副作用。与之相反，人类的身体与营养物质是一同进化的，我们体内的化学系统知道如何处理营养物质，而我们的身体并没有和药物一同进化。药物在本质上是要干扰人体的某项反应的，很多人通过将新的药物作为一种新的发明来申请专利保护而产生利润，而营养物质则支持免疫系统的天然应答。假如有人可以做一项研究，比较用这种营养疗法和常规方法来治疗感冒和流感的效果，那不是很好吗？

那么现在，让我们将上述内容运用到你的日常饮食以及营养补充计划中。这样，在平时可以帮助我们维持较强的抵抗力，在感染期间也能使我们加速痊愈。

　　日常饮食中应当包含的能增强免疫力的食物：芦笋、牛油果、甜菜根、甜菜根浓缩汁、黑莓、黑加仑、蓝莓、蓝莓浓缩汁、西蓝花、冬南瓜、可可、黑巧克力、胡萝卜、蒙特莫伦西樱桃、蒙特莫伦西樱桃浓缩汁、肉桂、柑橘类水果、散养禽类产的蛋、接骨木果、大蒜、生姜、羽衣甘蓝、散养牲畜的肉、芥末、坚果、红洋葱、辣椒、高品质红酒、红芸豆、红扁豆、海鲜、海藻、香菇、番薯、番茄、姜黄、西瓜。

　　在下一章中，我会向大家介绍如何使用这些食材来制作简单、美味的菜肴和零食。我们的目标是，将你80%的膳食作为存款存入你的免疫储蓄账户中。

日常及感染期间的营养补充计划

　　我会给出各种营养物质的合理补充剂量。保险起见，我会推荐使用较大的剂量，因为假如这些营养物质有效，你还可以减小剂量，但假如它们不起作用，那么再增大剂量可能为时已晚。这些营养物质不具有危险性。任何可能出现的副作用，例如维生素C引起的腹泻或是过量小檗碱导致的恶心，都会在你减小补充剂量后自行消失。最好将一天所需的营养物质分几次摄入，目的是使这些营养物质每时每刻都存在于你的血液中。水溶性的维生素在进入人体的4～6小时内会被排出体外。这些营养物质的剂量都是针对成年人的。

　　对儿童来说，根据体重来确定剂量是一个很好的经验法则。一个中等身材的成年男性的体重大约为70 kg，假如一个儿童的体重为35 kg，那么他的补充剂量可以减半。但有些草药和不常见的营养物质还没有在儿童中进行过临床试验，所以没有人可以保证结果是什么。假如你要给孩子尝试不同的剂量，那你就得承担风险。事实上，如果补充物是天然物质，那么这种风险是极小的。

通常，天然营养物质产生毒副作用的情形非常罕见。在我所知的可能会存在问题的地方，比如可能有潜在的且不良的药物和营养物质之间的相互作用，我会用上标的序号加以强调。

下面，我们来看一看可以通过补充营养物质来增强免疫力的切实可行的方法有哪些吧（表1、表2）。

表1 常见营养物质的每天补充剂量

营养物质	日常维持免疫力	感染期间
维生素A	1 500μg（约5 000 IU）	6 000 μg（约20 000 IU）①
β-胡萝卜素	4 mg	10 mg
维生素C	1~3 g（剂量随着年龄的增长而增大）	每天8 g，最多可每小时1 g
维生素D	15~35 μg（冬季）	50~100 μg②
维生素E	100 mg	100 mg
锌	10 mg	50~100 mg③

① 孕期补充的维生素A的剂量请勿超过平时维持免疫力所需的剂量。
② 服用合适的剂量，使你的维生素D血浓度达到75~125 nmol/L。
③ 吃含锌润喉糖比口服大剂量补充剂效果更好。

续表

营养物质	日常维持免疫力	感染期间
硒	50~100 μg	100~200 μg
谷胱甘肽	50 mg	150~500 mg
辅酶Q10	10 mg	100 mg
a-硫辛酸	10 mg	20 mg
花青素	20 mg	40 mg[1]
白藜芦醇	20 mg	40 mg

表2 其他营养物质的每天补充剂量

营养物质	补充剂量
接骨木果提取物	1~15 g[2]
紫锥菊	2 000 mg（8 mL酊剂）
小檗碱或金印草	1 500 mg[3]
陈蒜	2.6~10 g
灵芝、虫草花、白桦茸	请按照产品剂量说明使用
槲皮素	250~750 mg

---

① 接骨木果和蓝莓中也含有花青素。

② 在出现急性呼吸窘迫症状时，不要服用大剂量的接骨木果提取物。

③ 请勿将小檗碱或金印草与抗生素同服。

日常维持免疫力的营养补充剂

日常维持免疫力所需的营养物质可以通过服用以下营养补充剂来获得：

综合维生素（是最佳营养水平的综合维生素，而不是推荐膳食供给量的综合维生素），最好每天吃两粒。

维生素C（额外补充），每片通常含有1 g左右维生素C，每天吃1～2片。

复方抗氧化剂，表格中从硒到白藜芦醇这6种营养物质基本上可以在复方抗氧化剂中找到，这些营养物质对超过50岁的人来说更重要。

维生素D片剂、喷剂或滴剂（例如25 μg的规格），在冬季你需要补充维生素D，而且需要补充的剂量可能比推荐剂量更大，以使你的维生素D血浓度达到100 nmol/L。

感染期间的营养补充剂

继续服用所有可在日常维持免疫力的营养补充剂，并将复方抗氧化剂的补充剂量增加一倍。

维生素C——无论是粉剂还是片剂，你都要尝试每小时补充1 g或每2小时补充2 g，甚至可以服用你的肠道可以耐受的最大剂量，直至症状消失。不过，如果是较为严重的感染，那么你最好在一开始就使用较大剂量的"冲击"疗法，以使血液中维生素C的浓度迅速升高。

维生素D——假如你的维生素D血浓度低于50 nmol/L，那么在感染期间你每天补充100 μg（4 000 IU）或更多的维生素D是不会对身体造成伤害的。有2项研究给患有呼吸窘迫综合征并且维生素D血浓度较低的患者12.5倍的剂量——每天1 250 μg（50 000 IU），连续5天，使患者的维生素D血浓度超过100 nmol/L。

需要额外补充的其他营养物质及其补充剂量可参见表2。

有助于战胜感冒
和流感的食谱

在过去的20年里，我的厨房大神——菲奥娜·麦当劳·乔伊斯（Fiona McDonald Joyce）一直在根据我的"最佳营养"原则创造食谱，她的厨艺远在我之上。除了是一名出色的厨师之外，她还是一位营养治疗师，因此她知道如何平衡美味、营养和操作简单三者之间的关系。人们无数次地告诉我她的食谱有多么出色，烹饪起来有多么简单，并且是"久经考验"的——人们总是可以按照食谱做出美味的菜肴，而且食谱中的操作指示简明易懂。

我会向你们分享一些"速胜秘诀"——在与感染作斗争时，你可以做的并一直喝的汤、热饮、冷饮和思慕雪。这些食物都是为身体不适的人群量身定制的，制作起来十分简单，食用后也易于消化。有适合在冬季食用的温热的食物，也有适合在夏季食用的接近室温的食物，比如沙拉。

 饮料

生姜柠檬汁——如果你有一台榨汁机，你可以将生姜榨成汁，并将生姜汁倒入制作冰块的托盘里，制成姜汁冰块。你也可以用同样的方式来制作柠檬汁冰块和青柠汁冰块。将1～2块姜汁冰块，以及等量的柠檬汁冰块或青柠汁冰块放入杯中，加入一茶匙蜂蜜或龙舌兰糖浆（低血糖负荷），兑入热水。你还可以往里面加维生素C，它不会被热水破坏。

西瓜汁——买一个有籽西瓜，连籽一起榨成汁，因为西瓜籽对你有好处。榨成汁后，黑色的西瓜籽壳会沉在杯底。假如你想喝冰镇的西瓜汁，可以往里面加冰。

胡萝卜生姜苹果汁——假如你有一台榨汁机，你可以将胡萝卜、生姜和苹果榨成汁。这种果蔬组合很好，不过你要确保有足够的生姜。

樱桃浓缩汁或蓝莓浓缩汁——将樱桃浓缩汁或蓝莓浓缩汁与热水或冷水混合。我会用稀释的果汁冲泡维生素C粉末，并将其装入1L的瓶子中供白天饮用。2茶匙维生素C粉末大概是10 g，请购买无糖维生素C粉末。我喜欢一半抗坏血酸一半抗坏血酸盐（包括抗坏血酸锌，可以额外补充一些锌）组合的混合粉，纯抗坏血酸盐粉可能不如混合粉效果好。

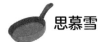 **思慕雪**

我的清晨活力思慕雪是综合维生素的替代品，每30 g中含有约900 mg维生素C。将一大杯牛奶（燕麦牛奶、杏仁牛奶或普通牛奶都可以，按照你的喜好），一把蓝莓或黑加仑、黑莓、接骨木果、草莓（可以是冷冻的莓果），少量冰块，以及一点点肉桂（假如你喜欢它的味道）混合在一起后用料理机打碎即可。

制作思慕雪时，你还可以加入适量豌豆蛋白粉（无糖）和（或）一汤匙杏仁酱或花生酱（无糖），坚果碎（比如杏仁碎）或奇亚籽，半根香蕉（也可以是冷冻的），一把嫩菠菜或小麦草、大麦草、螺旋藻，一杯坚果浆（杏仁浆或豆浆，低血糖负荷），适量水或椰汁。

椰子油（或橄榄油）炒羽衣甘蓝（或菠菜）

将椰子油（或橄榄油）烧热，加入200 g羽衣甘蓝（或菠菜）。将适量柠檬汁（或青柠汁）、酱油以及水倒入小碗中混合均匀，随后倒入锅中。转小火，盖上锅盖，焖煮2分钟。

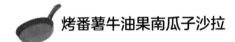 ## 烤番薯牛油果南瓜子沙拉

这道色彩斑斓的菜肴既可以作为一道丰盛的配菜沙拉，也可以作为主食享用。沙拉中不同色彩的植物提供了各种营养物质。这些营养物质会给人体带来益处，比如抗感染和消炎。调味料中的平叶欧芹和罗勒可变化为其他食材，比如西洋菜、芝麻菜或菠菜等有深绿色叶子的任何蔬菜。

推荐使用未打蜡的柠檬，以避免摄入可能有害健康的蜡和杀虫剂。食谱给出的是2人份的量。

主食材	1个中等大小的番薯
	1汤匙橄榄油
	2大把芝麻菜
	2大把小叶菠菜
	225 g 樱桃番茄（对半切开）
	1个成熟的牛油果
	1汤匙南瓜子（如果你喜欢，可以先将南瓜子炒香）

调味料	平叶欧芹和罗勒各1把 2汤匙特级初榨橄榄油 1大撮海盐（可根据口味调整用量） 适量现磨黑胡椒粉 1/2个有机柠檬或未打蜡柠檬的果皮碎末（可增加菜肴风味） 1汤匙柠檬汁（可根据口味调整用量）
制作过程	1. 预热烤箱至200℃。 2. 将没削皮的番薯切成均匀的长条，放在烤盘上；淋上橄榄油，拌匀；待番薯表面均匀裹上一层橄榄油后，入烤箱烤35分钟。 3. 同时，将平叶欧芹和罗勒仔细切碎（或用料理机打碎），与调味料中的其他食材混匀，根据个人喜好调整口味。 4. 将芝麻菜、小叶菠菜和樱桃番茄混匀，盛在沙拉碗中。 5. 将牛油果去皮、去核后切成片，铺开放在沙拉碗中的菜叶上。再将烤番薯条摆放在牛油果片上，撒上南瓜子。 6. 将混匀的调味料浇在沙拉上。

厨师注：该食谱不含麸质、小麦和酵母。可以提前烤番薯、制作调味料，其他步骤要等临近上菜时再进行。

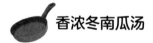 **香浓冬南瓜汤**

这款汤香味温和，带有烤冬南瓜的天然甜味，以及椰奶丰富、丝滑的质地。不要买减脂的椰奶，因为椰奶中含有一种名为月桂酸的有益脂肪酸，具有抗病毒和抗菌效果，有助于维持免疫系统的正常功能。食谱给出的是4人份的量。

主食材	1 kg冬南瓜 2汤匙橄榄油 1汤匙咖喱粉（可根据个人喜好选择辣度） 2根韭葱（切成丝） 1～2茶匙橄榄油 300 mL蔬菜原汤 400 mL罐装椰奶
调味料	1/2茶匙海盐（可根据个人喜好调整口味） 现磨黑胡椒粉
制作过程	1. 预热烤箱至200℃。 2. 将冬南瓜剖开，去籽后连皮切成方块（冬南瓜皮中有丰富的膳食纤维）。将冬南瓜块放在盆里，淋上2汤匙橄榄油，撒上咖喱粉，拌匀。待冬南瓜块均匀裹上橄榄油和咖喱粉后，将其平铺在烤盘中，烤大约50分钟，中间翻一次面。 3. 同时，在一个大且深的煮锅中用1～2茶匙橄榄油将韭葱翻炒几分钟，直到韭葱变软。之后盖上锅盖焖煮几分钟，以保留更多营养。 4. 往煮锅中倒入蔬菜原汤和椰奶，然后加入烤过的冬南瓜块，搅拌至混合物滑顺或达到你喜欢的黏稠度。如果偏爱稀薄一些的质地，你可以加入更多蔬菜原汤，以使汤汁不那么浓稠。根据个人口味加入调味料，在上菜前可以根据需要加热。

厨师注：不含麸质、小麦和酵母（取决于蔬菜原汤的成分）。可以提前准备，适合冷冻保存。

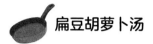 扁豆胡萝卜汤

这款可以填饱肚子的汤香醇、温和，带有孜然的细腻口感，含有丰富的膳食纤维，做起来简单、快速。如果想要增添一些风味，你也可以往里面放一把切碎的欧芹或香菜，然后和你最喜欢的面包一起端上餐桌。食谱提供的是4人份的量。

主食材	2汤匙橄榄油 2瓣大蒜（压碎） 2个红洋葱（切成末） 2茶匙孜然粉 200 g红扁豆 6根中等大小的胡萝卜（切成薄片） 1 L热的蔬菜原汤
调味料	一点儿海盐 现磨黑胡椒粉
制作过程	1. 在深的煮锅中倒入橄榄油，加热，倒入大蒜、红洋葱末、孜然粉炝锅，轻柔翻炒大约5分钟，直至红洋葱末变软。 2. 往锅中加入红扁豆和胡萝卜片，倒入蔬菜原汤煮沸。转小火，盖上锅盖焖20～30分钟，直到红扁豆完全变软。时不时搅拌一下，避免粘锅。 3. 用手持料理机将汤汁搅拌至顺滑状态，随后根据个人喜好加入调味料。

厨师注：不含麸质、小麦和酵母（取决于蔬菜原汤的成分）。可以提前准备，适合冷冻保存。

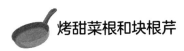

烤甜菜根和块根芹

这是一道令人无比满足的双人晚餐烤菜或周末烤菜，也是一道点缀肉食爱好者餐桌的装饰配菜。即使吃不完，剩菜加热起来也非常方便。食谱提供的是2～4人份的量。

主食材	半个块根芹（假如块根芹比较小，也可以用一整个，只要放得进你的烤盘就好，去皮待用） 2个甜菜根（去头，但不去皮） 2个红洋葱（去皮） 2瓣大蒜（去皮，切成片） 特级初榨橄榄油（盛在喷瓶中） 适量盐 半个皱叶卷心菜（去掉表层的叶子、芯、较粗的茎，切成丝） 50 g核桃仁

调味料	现磨黑胡椒粉

制作过程	1. 预热烤箱至200℃。 2. 将块根芹、甜菜根、红洋葱切成适合入口的小块，这样蔬菜容易均匀受热。在烤盘中撒入大蒜片，喷洒足够的特级初榨橄榄油。将食材翻拌均匀，并加入盐调味。 3. 烤至当你用刀插块状蔬菜时感觉其相当软即可，约20分钟。 4. 加入皱叶卷心菜丝、适量特级初榨橄榄油和盐，轻轻地翻拌均匀，放回烤箱烤至皱叶卷心菜看起来熟了或边缘开始变得焦黄，约10分钟。 5. 将核桃仁撒进烤盘，翻拌均匀，再放回烤箱烤至核桃仁焦黄，约5分钟。 6. 将烤盘从烤箱中取出，撒上黑胡椒粉，根据个人喜好调整口味。

厨师注：不含麸质。

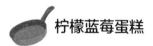 **柠檬蓝莓蛋糕**

经典的美味组合。将两种富含维生素C、类黄酮和花青素的食材组合起来，配合使用无麸质自发粉，并用枫糖浆替代白糖，这更适合特殊的饮食需求。这是一款绝佳的增强免疫力的甜品。

主食材	2 汤匙亚麻籽粉 375 g 无麸质自发粉 125 mL 橄榄油或葡萄籽油 125 mL 燕麦浆或其他植物奶 3 个未打蜡的柠檬（将果肉榨成汁，将果皮擦碎成细末待用，以增加风味） 150 g 新鲜蓝莓 200 mL 枫糖浆
制作过程	1. 将亚麻籽粉在 90 mL 水中浸泡 20 分钟。 2. 预热烤箱至 190℃。 3. 将剩余的食材倒入盆中混匀，加入浸泡过的亚麻籽水，搅匀成型。 4. 将混合物转移到预先准备好的烤盘中，放入烤箱，烤至蛋糕颜色变得金黄、顶面坚实且有弹性，大约 40 分钟。蛋糕出炉后可以趁热吃，也可以放凉后放入密封容器中储存，两天内吃完。

厨师注：不含麸质，适合冷冻保存。

参考文献 >>

第一章

[1] DOREMALEN N, BUSHMAKER T, MORRIS H, et al. Aerosol and surface stability of SARS-CoV-2 as compared with SARS-CoV-1[J]. New England Journal of Medicine, 2020, 382:1564-1567.

第二章

[1] FRACALOSSI D M, ALLEN M E, NICHOLS D K, et al. Oscars, *Astronotus ocellatus*, have a dietary requirement for vitamin C[J]. The Journal of Nutrition, 1998, 128(10):1745-1751.

[2] DROUIN G, GODIN J, PAGÉ B, et al. The genetics of vitamin c loss in vertebrates[J]. Current Genomics, 2011, 12(5):371-378.

[3] HESS A. Scurvy: past and present[M]. Philadelphia: Lippincott, 1920.

[4] MILTON K. Micronutrient intake of wild primates: are humans different?[J]. Comparative Biochemistry and Physiology Part A: Molecular & Integrative Physiology, 2003, 136(1): 47-59.

[5] MCBROOM P. Monkey diet is richer in vitamins and minerals than human diet, UC Berkeley anthropologist discovers[EB/OL]. (1999-05-18). https://www.berkeley.edu/news/media/releases/99legacy/5-18-1999.html.

[6] CONNEY A, BRAY G, EVANS C, et al. Metabolic interactions between l-ascorbic acid and drugs[J]. Annals of the New York Academy of Sciences, 92(1):115-127.

[7] PAULING L. Evolution and the need for ascorbic acid[J]. Proceedings of the

National Academy of Sciences of the USA, 1970, 67(4):1643-1648.

［8］STEWART A. Coronavirus in Horses［EB/OL］. (2013-09). https://www.msd-vetmanual.com/digestive-system/intestinal-diseasesin-horses-and-foals/coronavirus-in-horses.

［9］HUANG P. Bats carry many viruses. So why don't they get sick?［EB/OL］. (2020-02-09). https://www.npr.org/sections/goatsandsoda/2020/02/09/803543244/bats-carrymany-viruses-so-why-dont-they-get-sick?

［10］HORNUNG T , BIESALSK H. Glut-1 explains the evolutionary advantage of the loss of endogenous vitamin C-synthesis: the electron transfer hypothesis［J］. Evolution, Medicine, and Public Health, 2019, 2019(1):221-231.

［11］SCHECTMAN G, BYRD J, GRUCHOW H, et al. The influence of smoking on vitamin C status in adults［J］. American Journal of Public Health, 1989, 79(2):158-162.

［12］SCHECTMAN G. Estimating ascorbic acid requirements for cigarette smokers［J］. Annals of the New York Academy of Sciences, 1993, 686:335-345.

第三章

［1］CHALMERS T. Effects of ascorbic acid on the common cold. An evaluation of the evidence［J］. American Journal of Medicine, 1975, 58(4):532-536.

［2］HEMILÄ H, HERMAN Z. Vitamin C and the common cold: a retrospective analysis of Chalmers'review［J］. American Journal of the American College of Nutrition, 1995, 14(2):116-123.

［3］HEMILÄ H, CHALKER E. Vitamin C for preventing and treating the common cold［J］. Cochrane Database of Systematic Reviews, 2013.

［4］HEMILÄ H. Vitamin C intake and susceptibility to the common cold［J］. British Journal of Nutrition, 1997, 77(1):59-72.

［5］BATES C .Vitamin C intake and susceptibility to the common cold: invited comments and eeply［J］. British Journal of Nutrition, 1997, 78:857-866.

[6] HEMILÄ H. Vitamin C and common cold incidence: a review of studies with subjects under heavy physical stress[J]. International Journal for Sports Medicine, 1996, 17:379-383.

[7] JOHNSTON C, BARKYOUMB G, SCHUMACHER S. Vitamin C supplementation slightly improves physical activity levels and reduces cold incidence in men with marginal vitamin C status: a randomized controlled trial[J]. Nutrients, 2014, 6(7):2572-2583.

[8] COULEHAN J, REISINGER K, ROGERS K, et al. Vitamin C prophylaxis in a boarding school[J]. New England Journal of Medicine, 1974, 290(1):6-10.

[9] STRATEN M, JOSLING P, HONS B. Preventing the common cold with a vitamin C supplement: a double-blind, placebo-controlled survey[J]. Advances in Therapy, 2002, 19(3):151-159.

[10] KIM T, LIM H, BYUN J. Vitamin C supplementation reduces the odds of developing a common cold in Republic of Korea Army recruits: randomized controlled trial [J/OL]. BMJ Military Health. http://dx. doi.org/10.1136/bmjmilitery-2019-001384.

[11] HEMILÄ H. Vitamin C and infections[J]. Nutrients, 2017, 9(4):339.

[12] GORTON H, JARVIS K. The effectiveness of vitamin C in preventing and relieving the symptoms of virus-induced respiratory infections[J]. Journal of Manipulative and Physiological Therapeutics, 1999, 22(8):530-533.

[13] PENG Z. Vitamin C infusion for the treatment of severe 2019-nCoV infected pneumonia[EB/OL]. (2020-11-12). https://clinicaltrials.gov/ct2/show/NCT04264533.

[14] 上海市新型冠状病毒病临床救治专家组. 上海市 2019 冠状病毒病综合救治专家共识[EB/OL]. 中华传染病杂志, 2020, 38(00) : E016-E016. http://rs.yiigle. com/yufabiao/1183266.htm.

[15] 上海市医学会. 上海市 2019 冠状病毒病综合救治专家共识. [EB/OL]. (2020-03-03). https://mp.weixin.qq.com/s/bF2YhJKiOfe1yimBc4XwOA.

[16] CHENG R. Hospital treatment of serious and critical COVID-19 infection with high-dose Vitamin C[EB/OL]. (2020-03-18). http://www.drwlc.com/blog/2020/03/

18/hospital-treatment-of-seriousand-critical-covid-19-infection-with-high-dose-vitamin-c/.

［17］西安交通大学第二附属医院(西北医院). 大剂量维生素C治疗新冠肺炎的交二方案［EB/OL］. (2020-02-21). http://2yuan.xjtu.edu.cn/Html/News/Articles/21774.html.

［18］MONGRNLLI L, GOLDING B. New York hospitals treating coronavirus patients with vitamin C［EB/OL］. (2020-03-24). https://nypost.com/2020/03/24/new-york-hospitals-treatingcoronavirus-patients-with-vitamin-c/.

［19］HEMILÄ H, CHALKER E. Vitamin C may reduce the duration of mechanical ventilation in critically ill patients: a meta-regression analysis［J/OL］. Journal of Intensive Care, 2020. https://jintensivecare.biomedcentral.com/track/pdf/10.1186/s40560-020-0432-y.

［20］THOMAS L. Curing the Incurable: vitamin C, infectious diseases, and toxin［M］. Henderson: Medfox publishing, 2011.

［21］KLENNER F. The treatment of poliomyelitis and other virus diseases with vitamin C［J］. Southern Medicine & Surgery, 1949, 111(7):209-214.

［22］HARAKEH S, JARIWALLA R, PAULING L. Suppression of human immunodeficiency virus replication by ascorbate in chronically and acutely infected cells［J］. Proceedings of the National Academy of Sciences of the USA, 1990, 87(18):7245-7249.

［23］HARAKEH S, JARIWALLA R. NF-kappa B-independent suppression of HIV expression by ascorbic acid［J］. AIDS Research and Human Retroviruses, 1997, 13(3):235-239.

［24］HARAKEH S, NIEDZWIECKI A, JARIWALLA R. Mechanistic aspects of ascorbate inhibition of human immunodeficiency virus［J］. Chemico-Biological Interactions, 1994, 91(2-3):207-215.

［25］HARAKEH S, JARIWALLA R. Comparative study of the anti-HIV activities of ascorbate and thiol-containing reducing agents in chronically HIV-infected cells［J］. American Journal of Clinical Nutrition, 1991, 54(6 Suppl):1231S-1235S.

［26］ HARAKEH S, JARIWALLA R. Ascorbate effect on cytokine stimulation of HIV production［J］. Nutrition, 1995, 11(5 Suppl):684-687.

［27］ KLENNER F. Virus pneumonia and its treatment with vitamin C［J］. Southern Medicine & Surgery, 1948, 110(2):36-38.

［28］ HEMILÄ H, LOUHIALA P. Vitamin C for preventing and treating pneumonia［J］. Cochrane Database of Systematic Reviews, 2013, 8(8):CD005532.

［29］ JAHAN K, AHMAD K, ALI M. Effect of ascorbic acid in the treatment of tetanus［J］. Bangladesh Medical Research Council Bulletin, 1984, 10(1):24-28.

［30］ JARIWALLA R, HARAKEH S. Antiviral and immunomodulatory activities of ascorbic acid［J］. Subcellular Biochemistry, 1996, 25:213-231.

［31］ KENNES B, DUMONT I, BROHEE D, et al. Effect of vitamin C supplements on cell-mediated immunity in old people［J］. Gerontology, 1983, 29(5):305-310.

［32］ PANUSH R, DELAFUENTE J, KATZ P, et al. Modulation of certain immunologic responses by vitamin C. III. Potentiation of *in vitro* and *in vivo* lymphocyte responses［J］. International Journal for Vitamin and Nutrient Research Supplement,1982, 23:35-47.

［33］ PRINZ W, BORTZ R, BREGIN B, et al. The effect of ascorbic acid supplementation on some parameters of the human immunological defence system［J］. International Journal for Vitamin and Nutrient Research, 1977, 47(3):248-257.

［34］ VALLANCE S. Relationships between ascorbic acid and serum proteins of the immune system［J］. British Medical Journal, 1977, 2(6084):437-438.

［35］ ANDERSON R, OOSTHUIZEN R, MARITZ R. The effects of increasing weekly doses of ascorbate on certain cellular and humoral immune functions in normal volunteers［J］. American Journal of Clinical Nutrition, 1980, 33(1):71-76.

［36］ LEVY R, SHRIKER O, PORATH A, et al. Vitamin C for the treatment of recurrent furunculosis in patients with impaired neutrophil functions［J］. The Journal of Infection Diseases, 1996, 173(6):1502-1505.

［37］ DAHL H, DEGRÉ M. The effect of ascorbic acid on production of human interferon and the antiviral activity *in vitro*[J]. Acta Pathologica Microbiologica Scandinavica Section B Microbiology, 1976, 84B(5):280–284.

[38] BERGSTEN P, AMITAI G, KEHRL J, et al. Millimolar concentrations of ascorbic acid in purified human mononuclear leukocytes. Depletion and reaccumulation [J]. The Journal of Biological Chemistry, 1990, 265(5):2584–2587.

[39] EVANS R, CURRIE L, CAMPBELL A. The distribution of ascorbic acid between various cellular components of blood, in normal individuals, and its relation to the plasma concentration[J]. British Journal of Nutrition, 1982, 47(3):473–482.

[40] JARIWALLA R, HARAKEH S. Mechanisms underlying the action of vitamin C in viral and immunodeficiency disease[M]// PACKER L, FUCHS J. Vitamin C in health and disease. New York: Macel Dekker, Inc.,1997:309–322.

[41] ALBERTS B, BRAY D, LEWIS J, et al. Differentiated cells and the maintenance of tissues[M]// Molecular biology of the cell. 3rd ed. New York: Garland Publishing Inc., 1994:1139–1193.

[42] JARIWALLA R, ROOMI M, GANGAPURKAR B, et al. Suppression of influenza A virus nuclear antigen product ion and neuraminidase activity by a nutrient mixture containing ascorbic acid, green tea extract and amino acids[J]. BioFactors, 2007, 31(1):1–15.

[43] DERYABIN P, LVOV D, BOTIKOV A, et al. Effects of a nutrient mixture on infectious properties of the highly pathogenic strain of avian influenza virus A/H5N1[J]. BioFactors, 2008, 33(2):85–97.

[44] NIELD D. Mixing vitamin C with antibiotics is surprisingly effective at killing off cancer stem cells[EB/OL]. (2017–06–16). https://www.sciencealert.com/mixing-antibiotics-with-vitamin-c-could-kill-off-cancer-cells.

[45] KASHIOURIS M, HEUREUX M, CABLE C, et al. The emerging role of vitamin c as a treatment for sepsis[J]. Nutrients, 2020, 12(2): 292.

[46] CARR A, MAGGINI S. Vitamin C and immune function [J]. Nutrients, 2017, 9(11):1211.

［47］LEVINE M, CONRY-CANTILENA C, WANG Y, et al. Vitamin C pharmaco-kinetics in healthy volunteers: evidence for a recommended dietary allowance［J］. Proceedings of the National Academy of Sciences of the USA, 1996, 93:3704-3709.

［48］DAVIS J, PARIS H, BEALS J, et al. Liposomal-encapsulated ascorbic acid: influence on vitamin C bioavailability and capacity to protect against ischemia-reperfusion injury［J］. Nutrition and Metabolic Insights, 2016, 9:25-30.

［49］JOHNSTON C, LUO B. Comparison of the absorption and excretion of three commercially available sources of vitamin C［J］. Journal of the Academy of Nutrition and Dietetics, 1994, 94:779-781.

［50］VINSON J, BOSE P. Comparative bioavailability to humans of ascorbic acid alone or in a citrus extract［J］. American Journal of Clinical Nutrition, 1988, 48:501-604.

［51］AUER B, AUER D, RODGERS A, et al. The effect of ascorbic acid ingestion on the biochemical and physicochemical risk factors associated with calcium oxalate kidney stone formation［J］. Clinical Chemistry and Laboratory Medicine, 1998, 36(3):143-147.

［52］JIANG K, TANG K, LIU H, et al. Ascorbic acid supplements and kidney stones incidence among men and women: a systematic review and meta-analysis［J］. Urology Journal, 2019, 16(2):115-120.

［53］AUER B, AUER D, RODGERS A. Relative hyperoxaluria, crystalluria and haematuria after megadose ingestion of vitamin C［J］. European Journal of Clinical Investigation, 1998, 28(9):695-700.

［54］UBIZ W, RAMIREZ M. Effect of vitamin C on the absorption of levothyroxine in patients with hypothyroidism and gastritis［J］. The Journal of Clinical Endocrinology & Metabolism, 2014, 99(6):E1031-E1034.

［55］Micronutrient information center. Vitamin C［EB/OL］. https://lpi.oregonstate.edu/mic/vitamins/vitamin-C#cardiovasculardiseaseprevention.

第四章

［1］ ZAKAY-RONES Z, VARSANO N, ZLOTNIK M, et al. Inhibition of several strains of influenza virus *in vitro* and reduction of symptoms by an elderberry extract (*Sambucus nigra* L.) during an outbreak of influenza B Panama［J］. Journal of Alternative and Complementary Medicine, 1995, 1(4):361-369.

［2］ ZAKAY-RONES Z, THOM E, WOLLAN T, et al. Randomized study of the efficacy and safety of oral elderberry extract in the treatment of influenza a and B virus infections［J］. Journal of International Medical Research, 2004, 32(2):132-140.

［3］ HAWKINS J, BAKER C, CHERRY L, et al. Black elderberry (*Sambucus nigra*) supplementation effectively treats upper respiratory symptoms: a meta-analysis of randomized, controlled clinical trials［J］. Complementary Therapies in Medicine, 2019, 42:361-365.

［4］ TIRALONGO E, WEE S, LEA R. Elderberry supplementation reduces cold duration and symptoms in air-travellers: a randomized, double-blind placebo-controlled clinical trial［J］. Nutrients, 2016, 8(4):182.

［5］ BARAK V, HALPERIN T, KALICKMAN I. The effect of Sambucol, a black elderberry-based, natural product, on the production of human cytokines: i. inflammatory cytokines［J］. European Cytokine Network, 2010, 12(2):290-296.

［6］ SHAHSAVANDI S, EBRAHIMI M, FARAHANI A. Interfering with lipid raft association: a mechanism to control influenza virus infection by *Sambucus Nigra*［J］. Iranian Journal for Pharmaceutical Research, 2017, 16(3):1147-1154.

［7］ ROSCHEK B, FINK R, MCMICHAEL M. Elderberry flavonoids bind to and prevent H1N1 infection *in vitro*［J］. Phytochemistry, 2009, 70(10):1255-1261.

［8］ KINOSHITA E, HAYASHI K, KATAYAMA H, et al. Antiinfluenza virus effects of elderberry juice and its fractions［J］. Bioscience, biotechnology, and biochemistry, 2012, 76(9), 1633-1638.

［9］ KRAWITZ C, MRAHEIL M, STEIN M, et al. Inhibitory activity of a standardized elderberry liquid extract against clinically-relevant human respiratory bacterial pathogens and influenza A and B viruses[J]. BMC Complementary Medicine and Therapies, 2011, 11:16.

第五章

[1] IANEVSKI A, ZUSINAITE E, SHTAIDA N, et al. Low temperature and low UV indexes correlated with peaks of influenza virus activity in Northern Europe during 2010-2018[J]. Viruses, 2019, 11(3):207.

[2] WONG C, LAI H, OU C, et al. Is exercise protective against influenza-associated mortality?[J]. PLoS One, 2008, 3(5):e2108.

[3] KAMPF G, TODT D, PFAENDER S, et al. Persistence of coronaviruses on inanimate surfaces and their inactivation with biocidal agents[J]. Journal of Hospital Infection, 2020, 104:246-251.

[4] SHAMAN J, KANDULA S, YANG W, et al. The use of ambient humidity conditions to improve influenza forecast[J]. PLOS Computational Biology, 2017, 13(11): e1005844.

[5] CASANOVA L, JEON S, RUTALA W, et al. Effects of air temperature and relative humidity on coronavirus survival on surfaces[J]. Applied and Environmental Microbiology, 2010, 76(9):2712-2717.

[6] METZ J, FINN A. Influenza and humidity-why a bit more damp may be good for you![J]. Journal of Infection, 2015, 71(S1):S54-S58.

[7] JUZENIENE A, MA L, KWITNIEWSKI M, et al. The seasonality of pandemic and non-pandemic influenzas: the roles of solar radiation and vitamin D[J]. International Journal of Infectious Diseases, 2010, 14(12):e1099-e1105.

[8] BERRY D, HESKETH K, POWER C, et al. Vitamin D status has a linear association with seasonal infections and lung function in British adults[J]. British Journal of Nutrition, 2011, 106(9):1433-1440.

[9] Scientific Advisory Committee on Nutrition. Vitamin D and health[R/OL].

(2016-07). UK: Scientific Advisory Committee on Nutrition. https://assets.publishing. service.gov.uk/government/uploads/system/uploads/attachment_data/file/537616/SACN_ Vitamin_D_and_Health_report.pdf

［10］ GRANT W, LAHORE H, MCDONNEL S, et al. Evidence that vitamin d sup-plementation could reduce risk of influenza and covid-19 infections and deaths［J］. Nu-trients, 2020, 12(4):988.

［11］ KAST J, MCFARLANE A, GŁOBIŃSKA A, et al. Respiratory syncytial virus infection influences tight junction integrity［J］. Clinical and Experimental Immunology, 2017, 190:351-359.

［12］ CHEN Y, LENG K, LU Y, et al. Epidemiological features and time-series analysis of influenza incidence in urban and rural areas of Shenyang, China, 2010-2018 ［J］. Epidemiology and Infection, 2020, 148:e29.

［13］ ROSSI G, FANOUS H, COLIN A, et al. Viral strategies predisposing to re-spiratory bacterial superinfections［J］. Pediatric Pulmonology, 2020, 55(4):1061-1073.

［14］ SASSI F, TAMONE C, D'AMELIO P. Vitamin D: nutrient, hormone, and im-munomodulator［J］. Nutrients, 2018, 10(11):1656.

［15］ HUANG C, WANG Y, LI X, et al. Clinical features of patients infected with 2019 novel coronavirus in Wuhan, China［J］. The Lancet, 2020, 395(10223):497-506.

［16］ SHARIFI A, VAHEDI H, NEDJAT S, et al. Effect of single dose injection of vitamin D on immune cytokines in ulcerative colitis patients: a randomized placebo-con-trolled trial［J］. APMIS Journal of Pathology, Microbiology and Immunology, 2019, 127: 681-687.

［17］ RONDANELLI M, MICCONO A, LAMBURGHINI S, et al. Self-care for common colds: the pivotal role of vitamin d, vitamin c, zinc, and echinacea in three main immune interactive clusters (physical barriers, innate and adaptive immunity) involved during an episode of common colds-practical advice on dosages and on the time to take these nutrients/botanicals in order to prevent or treat common colds［J/OL］. Evidence-Based Complementarey and Alternative Medicine, 2018. https://www.hindawi.com/journals/ecam/2018/5813095/.

［18］MARINEAU A, JOLLIFFE D, GREENBERG L, et al. Vitamin D supplemen-
tation to prevent acute respiratory infections: individual participant data meta-analysis
［J］. Health Technology Assessment, 2019, 23(2):1-44.

［19］ZHOU J, DU J, HUANG L, et al. Preventive effects of vitamin d on seasonal
influenza a in infants: a multicenter, randomized, open, controlled clinical trial［J］. The
Pediatric Infectious Disease Journal, 2018, 37(8):749-754.

［20］AGLIPAY M, BIRKEN C, PARKIN P, et al. Effect of high-dose vs standard-
dose wintertime vitamin d supplementation on viral upper respiratory tract infections in
young healthy children［J］. Journal of the American Medical Association, 2017, 318(3):
245-254.

［21］BISCHOFF-FERRARI H. Optimal serum 25-hydroxyvitamin D levels for
multiple health outcomes［J］. Advances in Experimental Medicine and Biology, 2014,
810:500-525.

［22］PLUDOWSKI P, HOLICK M, GRANT W, et al. Vitamin D supplementation
guidelines［J］. The Journal of Steroid Biochemistry and Molecular Biology, 2017, 175:
125-135.

［23］GRONINGEN L, OPDENOORDT S, SORGE A, et al. Cholecalciferol load-
ing dose guideline for vitamin D deficient adults［J］. European Journal of Endocrinolo-
gy, 2010, 162:805-811.

［24］MCCULLOUGH P, LEHRER D, AMEND J. Daily oral dosing of vitamin D3
using 5000 to 50,000 international units a day in long-term hospitalized patients:In-
sights from a seven year experience［J］. The Journal of Steroid Biochemistry and Molecu-
lar Biology, 2019, 189:228-239.

第六章

［1］KELEKCI S, EVLIYAOĞLU O, SEN V, et al. The relationships between clini-
cal outcome and the levels of total antioxidant capacity (TAC) and coenzyme Q (CoQ 10)

in children with pandemic influenza (H1N1) and seasonal flu[J]. European Review for Medical and Pharmacological Sciences, 2012, 16(8):1033-1038.

[2] TIMONEDA J, RODRÍGUEZ-FERNÁNDEZ L, ZARAGOZÁ R, et al. Vitamin A deficiency and the lung[J]. Nutrients, 2018, 10(9):2231.

[3] AHMAD S, HASKELL M, RAQIB R, et al. Markers of innate immune function are associated with vitamin a stores in men[J]. The Journal of Nutrition, 2009, 139 (2):377-385.

[4] LEE G, HAN S. The role of vitamin e in immunity[J]. Nutrients, 2018, 10(11): 1614.

[5] HEMILÄ H. Vitamin E administration may decrease the incidence of pneumonia in elderly males[J]. Clinical Interventions in Aging, 2016, 11:1379-1385.

[6] DIMITRIOU L, HILL J, JEHNALI A, et al. Influence of a montmorency cherry juice blend on indices of exercise-induced stress and upper respiratory tract symptoms following marathon running-a pilot investigation[J]. Journal of the International Society of Sports Nutrition, 2015, 12:22.

[7] MAK T, GRUSDAT M, DUNCAN G, et al. Glutathione primes t cell metabolism for inflammation[J]. Immunity, 2017, 46(4):675-689.

[8] DIOTALLEVI M, CHECCONI P, PALAMARA A, et al. Glutathione fine-tunes the innate immune response toward antiviral pathways in a macrophage cell line independently of its antioxidant properties[J]. Frontiers in Immunology, 2017, 8:1239.

[9] AMATORE D, CELESTINO I, BRUNDU S, et al. Glutathione increase by the n-butanoyl glutathione derivative (GSH-C4) inhibits viral replication and induces a predominant Th1 immune profile in old mice infected with influenza virus[J]. FASEB Bioadvances, 2019, 1(5):296-305.

[10] AVERY J, HOFFMANN P. Selenium, selenoproteins, and immunity[J]. Nutrients, 2018, 10(9):1203.

[11] HARTHILL M. Review: micronutrient selenium deficiency influences evolution of some viral infectious diseases[J]. Biological and Trace Element Research, 2011,

143:1325-1336.

[12] Guillin O, VINDRY C, OHLMANN T, et al. Selenium, selenoproteins and viral infection[J]. Nutrients, 2019, 11(9):2101.

[13] BURCHER S. Selenium conquers AIDS?[EB/OL]. (2004-07-20). https://www.i-sis.org.uk/AidsandSelenium.php.

[14] WIKIPEDIA. HIV/AIDS in Africa [EB/OL]. https://en.wikipedia.org/wiki/HIV/AIDS_in_Africa#Regional_prevalence.

[15] GIRODON F, MONGET A, BOUTRON-RUAULT M, et al. Impact of trace elements and vitamin supplementation on immunity and infections in institutionalized elderly patients: a randomized controlled trial[J]. Archives of Internal Medicine, 1999, 159(7):748-754.

[16] BROOME C, MCARDLE F, KYLE J, et al. An increase in selenium intake improves immune function and poliovirus handling in adults with marginal selenium status[J]. American Journal of Clinical Nutrition, 2004, 80:154-62.

[17] HURWITZ B, KLAUS J, LLABRE M, et al. Suppression of human immunodeficiency virus type 1 viral load with selenium supplementation: a randomized controlled trial[J]. Archives of Internal Medicine, 2007, 167:148-154.

[18] BAUM M, CAMPA A, LAI S, et al. Effect of micronutrient supplementation on disease progression in asymptomatic, antiretroviral-naive, HIV-infected adults in Botswana: a randomized clinical trial[J]. Journal of the American Medical Association, 2013, 310:2154-2163.

[19] MUZEMBO B, NGATU N, JANUKA K, et al. Selenium supplementation in HIV-infected individuals: a systematic review of randomized controlled trials[J]. Clinical Nutrition ESPEN, 2019, 34:1-7.

[20] STEINBRENNER H, AL-QURAISHY S, DKHIL M, et al. Dietary selenium in adjuvant therapy of viral and bacterial infections[J]. Advances in Nutrition, 2015, 6(1):73-82.

第七章

［1］ AYDEMIR T, LIUZZI J, MCCLELLAN S, et al. Zinc transporter ZIP8 (SLC39A8) and zinc influence IFN-γ expression in activated human T cells［J］. Journal of Leukocyte Biology, 2009, 86(2):337-348.

［2］ BACH J, DARDENNE M. Thymulin, a zinc-dependent hormone［J］. Medical Oncology and Tumor Pharmacotherapy, 1989, 6(1):25-29.

［3］ Prasad A. Zinc in human health: effect of zinc on immune cells［J］. Molecular Medicine, 2008, 14(5-6): 353-357.

［4］ HEMILÄ H. Zinc lozenges and the common cold: a meta-analysis comparing zinc acetate and zinc gluconate, and the role of zinc dosage［J］. Journal of the Royal Society of Medicine Open, 2017, 8(5):2054270417694291.

［5］ ZDILLA M, SALING J, STARKEY L, et al. Zinc sulfate taste acuity reflects dietary zinc intake in males［J］. Clinical Nutrition ESPEN, 2016, 11:e21-e25.

［6］ HEMILÄ H, HAUKKA J, ALHO M, et al. Zinc acetate lozenges for the treatment of the common cold: a randomised controlled trial［J］. British Medical Journal Open, 2020, 10(1): e031662.

第八章

［1］ ERHARD M, KELLNER J, WILD J, et al. Effect of echinacea, aconitum, lachesis and apis extracts, and their combinations on phagocytosis of human granulocytes ［J］. Phytotherapy Research, 1994, 8(1):14-17.

［2］ RAUŠ K, PLESCHKA S, KLEIN P, et al. Effect of an echinacea-based hot drink versus oseltamivir in influenza treatment: a randomized, double-blind, double-dummy, multicenter noninferiority clinical trial ［J］. Current Therapeutic Research, 2015, 77:66-72.

［3］ BARRATT B, BROWN R, RAKEL D, et al. Echinacea for treating the common cold: a randomized controlled trial［J］. Annals of Internal Medicine, 2010, 153(12):

769-777.

[4] KARSCH-VÖLK M , BARRETT B, KIEFER D, et al. Echinacea for preventing and treating the common cold[J]. Cochrane Database of Systematic Reviews, 2014, 2:CD000530.

[5] PIERRO F D, RAPACIOLI G, FERRARA T, et al. Use of a standardised extract of *Echinacea angustifolia* (Polinacear®) for the prevention of respiratory tract infections[J]. Alternative Medicine Review, 2012, 17(1):36-41.

[6] YAN Y, FU Y, WU S, et al. Anti-influenza activity of berberine improves prognosis by reducing viral replication in mice [J]. Phytotherapy Research, 2018, 32 (12):2560-2567.

[7] CECIL C, DAVIS J, CECH N, et al. Inhibition of H1N1 influenza A virus growth and induction of inflammatory mediators by the isoquinoline alkaloid berberine and extracts of goldenseal (*Hydrastis canadensis*)[J]. International Immunopharmacology, 2011, 11(11):1706-1714.

[8] DAI X, STANILKA J, ROWE C, et al. Consuming lentinula edodes (shiitake) mushrooms daily improves human immunity: a randomized dietary intervention in healthy young adults[J]. Journal of the American College of Nutrition, 2015, 34(6):478-487.

[9] OHTA Y, LEE J, HAYASHI K, et al. *In vivo* anti-influenza virus activity of an immunomodulatory acidic polysaccharide isolated from *Cordyceps militaris* grown on germinated soybeans [J]. Journal of Agricultural and Food Chemistry, 2007, 55(25): 10194-10199.

[10] RYU E, SON M, LEE M, et al. Cordycepin is a novel chemical suppressor of Epstein-Barr virus replication[J]. Oncoscience, 2014, 1(12):866-881.

[11] Gao Y, ZHOU S, CHEN G, et al. A phase I/II study of a *Ganoderma lucidum* (curt.: fr.) p.karst. (ling zhi, reishi mushroom) extract in patients with chronic hepatitis B [J]. International Journal of Medicinal Mushrooms, 2002, 4(4):321-328.

[12] DONATINI B. Control of oral human papillomavirus (HPV) by medicinal

mushrooms, *Trametes versicolor* and *Ganoderma lucidum*: a preliminary clinical trial[J]. International Journal of Medicinal Mushrooms, 2014, 16(5):497–498.

[13] SHIBNEV V, MISHIN D, GARAEV T, et al. Antiviral activity of *Inonotus obliquus* fungus extract towards infection caused by hepatitis C virus in cell cultures[J]. Bulletin of Experimental Biology and Medicine, 2011, 151:612–614.

[14] PAN H, YU X, LI T, et al. Aqueous extract from a Chaga medicinal mushroom, *Inonotus obliquus* (higher Basidiomycetes), prevents herpes simplex virus entry through inhibition of viral-inducedmembrane fusion[J]. International Journal of Medicinal Mushrooms , 2013, 15(1):29–38.

[15] Bode A, Dong Z. The amazing and mighty ginger[M]//Benzie I, Wachtel-Galor S. herbal medicine: biomolecular and clinical aspects. 2nd edition. Boca Raton (FL): CRC Press/Taylor & Francis, 2011.

[16] RASOOL A, KHAN M, ALI M, et al. Anti-avian influenza virus H9N2 activity of aqueous extracts of *Zingiber officinalis* (Ginger) and *Allium sativum* (Garlic) in chick embryos [J]. Pakistan Journal of Pharmaceutical Sciences, 2017, 30(4):1341–1344.

[17] PERCIVAL S. Aged garlic extract modifies human immunity[J]. The Journal of Nutrition, 2016, 146(2):433S–436S.

[18] XU C, MATHEWS A , RODRIGUES C, et al. Aged garlic extract supplementation modifies inflammation and immunity of adults with obesity: a randomized, double-blind, placebo-controlled clinical trial[J]. Clinical Nutrition ESPEN, 2018, 24:148–155.

[19] CHIANG L, CHIANG W, LIU M, et al. *In vitro* antiviral activities of *Caesalpinia pulcherrima* and its related flavonoids[J]. Journal of Antimicrobial Chemotherapy, 2003, 52(2):194–198.

[20] KAUL T, JR E, OGRA P, et al. Antiviral effect of flavonoids on human viruses[J]. Journal of Medical Virology, 1985, 15:71–79.

[21] GANESAN S, FARIS A, COMSTOCK A, et al. Quercetin inhibits rhinovirus

replication *in vitro* and *in vivo*[J]. Antiviral Research, 2012, 94:258-271.

[22] GANESAN S, FARIS A, COMSTOCK A, et al. Quercetin improves lung function in rhinovirus-infected mice with acopd phenotype[J]. American Journal of Respiratory and Critical Care Medicine, 2011, 183:A4581.

[23] GONZÁLEZ-SEGOVIA R, QUINTANAR J, SALINAS E, et al. Effect of the flavonoid quercetin on inflammation and lipid peroxidation induced by *Helicobacter pylori* in gastric mucosa of guinea pig[J]. Journal of Gastroenterology, 2008, 43:441-447.

[24] NIEMAN D, HENSON D, DAVIS J, et al. Quercetin's influence on exercise-induced changes in plasmacytokines and muscle and leukocyte cytokine mRNA [J]. Journal of Applied Physiology, 2007, 103:1728-1735.

[25] IBARRA-CORONADO E, PANTALEÓN-MARTÍNEZ A, VELAZQUÉZ-MOCTEZUMA J, et al. The bidirectional relationship between sleep and immunity against infections[J]. Journal of Immunological Research, 2015, 2015:678164.

[26] IRWIN M, OPP M. Sleep health: reciprocal regulation of sleep and innate immunity[J]. Neuropsychopharmacology, 2017, 42(1):129-155.

[27] ALMEIDA C, MALHEIRO A. Sleep, immunity and shift workers: a review [J]. Sleep Science, 2016, 9(3):164-168.

[28] HO R, WANG C, NG S, et al. The effect of t'ai chi exercise on immunity and infections:a systematic review of controlled trials[J]. The Journal of Alternative and Complementary Medicine, 2013, 19(5):389-396.

[29] SEGERSTROM S, MILLER G. Psychological stress and the human immune system: a meta-analytic study of 30 years of inquiry[J]. Psychological Bulletin, 2004, 130(4):601-630.

第九章

[1] WU C, CHEN X, CAI Y, et al. Risk factors associated with acute respiratory distress syndrome and death in patients with coronavirus disease 2019 pneumonia in Wuhan, China[J]. JAMA Internal Medicine, 2020, 180(7):934-943.

［2］LIU W, LI H. COVID-19: attacks the 1-beta chain of hemoglibin and captures the porphyrin to inhibit human heme metabolism［EB/OL］. (2020-07-13). https://chemrxiv.org/articles/COVID-19_Disease_ORF8_and_Surface_Glycoprotein_Inhibit_Heme_Metabolism_by_Binding_to_Porphyrin/11938173.

［3］LOH D. COVID-19 ARDS & Cell-free hemoglobin-the ascorbic acid connetion［EB/OL］. (2020-03-24). https://www.evolutamente.it/covid-19-ardscell-free-hemoglobin-the-ascorbic-acid-connection/.

［4］LU P, MA D, YAN C, et al. Structure and mechanism of a eukaryotic transmembrane ascorbatedependent oxidoreductase［J］. Proceedings of the National Academy of Sciences of the USA, 2014, 111(5):1813-1818.

［5］CHENG R. Hospital treatment of serious and critical COVID-19 infection with high-dose vitamin C［EB/OL］. (2020-03-18). http://www.drwlc.com/blog/2020/03/18/hospital-treatment-of-seriousand-critical-covid-19-infection-with-high-dose-vitamin-c/.

［6］PENG Z. Vitamin C infusion for the treatment of severe 2019-nCoV infected pneumonia［EB/OL］. (2020-11-12). https://clinicaltrials.gov/ct2/show/NCT04264533.

［7］CORRAO S. Use of ascorbic acid in patients with COVID-19［EB/OL］. https://www.clinicaltrials.gov/ct2/show/NCT04323514.

［8］ARCHER P. Local hospital using experimental drug treatment in hopes of saving lives of COVID-19 patients［EB/OL］. (2002-04-17). https://www.click2houston.com/health/2020/04/17/local-hospital-using-experimental-drug-treatment-in-hopes-of-saving-lives-of-covid-19-patients/?outputType=amp/.

［9］MONGRNLLI L, GOLDING B. New York hospitals treating coronavirus patients with vitamin C［EB/OL］. (2020-03-24). https://nypost.com/2020/03/24/new-york-hospitals-treatingcoronavirus-patients-with-vitamin-c/.

［10］HEMILÄ H, CHALKER E. Vitamin C may reduce the duration of mechanical ventilation in critically ill patients: a meta-regression analysis［J/OL］. Journal of Intensive Care, 2020. https://jintensivecare.biomedcentral.com/track/pdf/10.1186/s40560-

[11] Fonorow O. Unexpected early response in oral bioavailability of ascorbic acid [J/OL]. Townsend Letter, 2020. https://www.townsendletter.com/article/online- unexpected-oral-vitamin-c-response/.

[12] TAKENOUCHI K, ASO K. The relation between melanin formation and ascorbic acid[J]. The Journal of Vitaminology, 1964, 10:123-134.

[13] GEORGE A. Cytokine storm: an overreaction of the body's immune system [EB/OL]. https://www.newscientist.com/term/cytokinestorm/#ixzz6Hfzd6fsv.

[14] ZHANG J, AN J. Cytokines, inflammation and pain[J]. International Anesthesiology Clinics, 2007, 45(2):27-37.

[15] DONYAI P. Ibuprofen and COVID-19 symptoms: here's what you need to know[EB/OL]. (2020-03-20). https://www.sciencealert.com/ibuprofenand-covid-19-symptoms-here-s-what-you-need-to-know.

[16] DEVLIN H, BOSELEY S. Health experts criticize nhs advice to take ibuprofen for COVID-19[EB/OL]. (2020-03-16). https://www.theguardian.com/world/2020/mar/16/health-expertscriticise-nhs-advice-to-take-ibuprofen-for-covid-19.

[17] LITTLE P, MOORE M, KELLY J, et al. Ibuprofen, paracetamol, and steam for patients with respiratory tract infections in primary care: pragmatic randomized factorial trial[J]. British Medical Journal, 2013, 347:f6041.

[18] BASILLE D, PLOUVIER N, TROUVE C, et al. Non-steroidal anti-inflammatory drugs may worsen the course of community-acquired pneumonia: a cohort study [J]. Lung, 2017, 195(2):201-208.

[19] Li S, TANG T, GUO P, et al. A meta-analysis of randomized controlled trials: efficacy of selenium treatment for sepsis [J]. Medicine (Baltimore), 2019, 98(9): e14733.

[20] MAHMOODPOO A, HAMISHEHKAR H, SANAIE S, et al. Antioxidant reserve of the lungs and ventilatorassociated pneumonia: a clinical trial of high dose selenium in critically ill patients[J]. Journal of Critical Care, 2018, 44:357-362.

[21] 西安交通大学第二附属医院(西北医院).大剂量维生素C治疗新冠肺炎的交二方案[EB/OL].(2020-02-21).http://2yuan.xjtu.edu.cn/Html/News/Articles/21774.html.

[22] HEMILÄ H , LOUHIALA P. Vitamin C for preventing and treating pneumonia[J]. Cochrane Database of Systematic Reviews, 2013, 8:CD005532.

[23] HEMILÄ H. Vitamin C and infections[J]. Nutrients, 2017, 9(4):339.

[24] KIM W, JO E, EOM J, et al. Combined vitamin C, hydrocortisone, and thiamine therapy for patients with severe pneumonia who were admitted to the intensive care unit: propensity score-based analysis of a before-after cohort study[J]. Journal of Critical Care, 2018, 47:211-218.

[25] SMITH E, JONES J, HAN J, et al. High-dose vitamin D_3 administration is associated with increases in hemoglobin concentrations in mechanically ventilated critically ill adults: a pilot double-blind, randomized, placebo-controlled trial[J]. Journal of Parenteral and Enteral Nutrition, 2018, 42:87-94.

[26] HAN J, JONED J, TANGPRICHA V, et al. High dose vitamin d administration in ventilated intensive care unit patients: a pilot double blind randomized controlled trial[J]. Journal of Clinical & Translational Endocrinology, 2016, 4:59-65.

[27] HEMILÄ H. Vitamin E administration may decrease the incidence of pneumonia in elderly males[J]. Clinical Interventions in Aging, 2016, 11:1379-1385.

致　谢 >>

　　首先，我要感谢莱纳斯·鲍林博士以及他在近40年中所做出的卓越研究，还要感谢来自俄勒冈州立大学莱纳斯·鲍林研究所的世界级顶尖科学家团队，他们为持续推进人类对维生素C的了解做出了不懈的努力。我也要感谢史蒂夫·希奇，他撰写了一部优秀的作品——《抗坏血酸盐：维生素C的科学》，以及安德鲁·萨尔（Andrew Saul）博士，他在严苛的审查制度下仍大力宣传维生素C与COVID-19的相关信息。我同样要感谢身处中国的理查德·程博士及时与我交流中国医院使用静脉注射维生素C疗法的进展，现在这种疗法正处在临床试验阶段。我还要感谢威廉姆·格兰特（William Grant）实时更新有关维生素D的信息，以及马丁·鲍威尔（Martin Powell）在药用菌菇类方面给我帮助。

　　还有很多人，从多丽丝·罗到ION的所长海德·罗萨（Heather Rosa），都给予了我很多建议和帮助。我非常感谢罗斯（Ros）、香特尔（Chantell）、艾米（Aimee）和唐娜（Donna）通过社交媒体和我的网站www.patrickholford.com进行宣传。我尤其要感谢我的妻子加比（Gaby）无微不至地照顾我，让我在封城期间闭关的两周内能竭尽全力完成本书的编写，以尽快地造福于尽可能多的人。